子どもに
いいこと大全

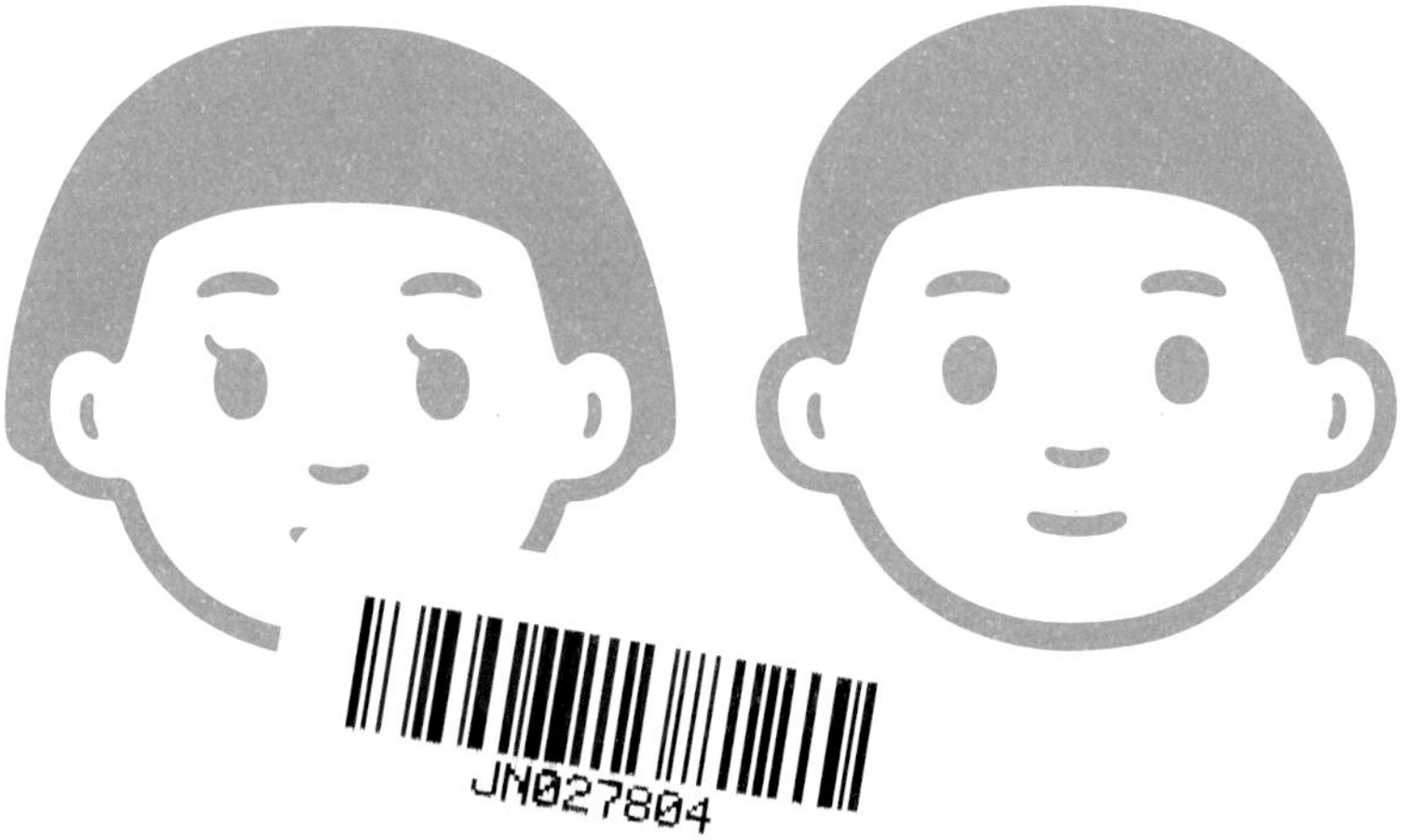

主婦の友社

はじめに

「朝、すっきり起きられない」
「食欲がいまいちわかない」
「日中にぼーっとしている時間が多い」
「すぐにグズグズしたり、きげんが悪くなったりする」
「夜なかなか寝つけない」
「夜中に何度も目が覚める」

病気ではないのに、なんとなく体調が整っていない……、
お子さんにそんな様子が見られたら
自律神経の不調を疑ってみてもいいかもしれません。

生活環境が急に変わってしまったり、
生活リズムが乱れたりしているときは特に要注意です。

自律神経はちょっとしたきっかけで乱れやすいものですが、
逆に言えば、いつもの生活を少し見直すだけで、
簡単に改善できるのも特徴です。
自律神経が整っている子どもは、
いつもはつらつとしていて、集中力があり、
きげんが安定していると、専門家の先生がたも口をそろえます。

この本では、幼児〜小学生のお子さんにおすすめの
自律神経を整える生活習慣をたくさん紹介しています。
子ども向けではありますが、もちろん大人が行っても効果的です。
ぜひ家族みんなで実践してみてください。

目次

はじめに……2
この本の使い方……10

序章
自律神経をきたえると
子どもに〝いいこと〟がたくさんあります！……12

第1章
まず身につけたい
基本の生活習慣17……32

1 起床後は、窓を開けて朝日を浴びる……36
2 家を出る前に排便できるリズムをつくる……38
3 朝ごはんは王様のようにモリモリ食べる……40
4 あごを動かしてしっかりかんで食べる……42
5 週末は親子で朝ごはんを作ろう……44
6 会話を楽しみながら食べる……46
7 子どもが学校を休みたがっても、すぐに否定しない……48

8 暑さ、寒さを体感できる時間をつくる……50
9 ちょっとだけ冒険できる遊びで自律神経を育てる……52
10 大泣きも大歓迎！　どんどん感情を出させて……54
11 動物とふれあう機会をもとう……56
12 ぬり絵や粘土、工作などの創作活動をする……58
13 体を動かすリズム遊びで筋肉を刺激して……60
14 1日1回はぎゅっとハグしてスキンシップ！……62
15 夕食は、就寝の1～2時間前までに終える……64
16 温冷交互浴で自律神経のトレーニング……66
17 夜8時～9時には電気を消して寝る準備をする……68
いいこと習慣コラム①
年齢別・自律神経が整う生活リズム……70

第2章
子どもに睡眠は何より大切！
ぐっすり眠り、すっきり目覚めるための習慣9……72
1 5才なら10時間、9才なら9時間の睡眠時間を確保！……76
2 朝は6時には起きて、朝時間を活用！……78

3 早起きが苦手な子には「朝ミッション」を……80
4 休日の寝だめは逆効果！ 平日のリズムを守って……82
5 4才以降は昼寝はさせず夜の睡眠を大事に……84
6 夜ふかし厳禁！ 睡眠が大事なわけを子どもに教える……86
7 時間のない夜はシャワーにして睡眠時間を優先させて……88
8 寝る1時間前からはテレビやスマホを見せない……90
9 寝る前にほんのり甘いホットミルク……92
いいこと習慣コラム②
成田奈緒子先生発！
ウチの〝睡眠ファースト〟育児……94

第3章

ちょっとの工夫で変わる！
朝から食欲モリモリになれる習慣11……96
1 朝起きたら、まず白湯（さゆ）を飲もう……100
2 朝1杯のみそ汁が元気の源に……102
3 冷たいものはあたたかい場所で食べよう……104
4 発酵食品を食べてハッピーホルモンを出す……106

5 味つけや子どもウケ野菜で野菜の苦手意識を克服 …… 108
6 〝黒ごま塩〟をごはんにふりかける …… 110
7 子どもが飲める漢方「小建中湯（しょうけんちゅうとう）」 …… 112
8 夕食は〝食べさせたいもの〟から食卓へ …… 114
9 糖質の多い食べ物をなるべく減らす …… 116
10 精神の安定に効くポリフェノールをとり入れる …… 118
11 10回かんでから飲み込もう …… 120
いいこと習慣コラム③
〝おばあちゃんが作るごはん〟が基本
体あたため食材で免疫力アップ！ …… 122

第4章

ストレッチ、ヨガ、ツボetc.

体を動かして自律神経をきたえる習慣13 …… 124

1 朝5分のストレッチで血流アップ …… 128
2 1日30分、日光を浴びながら体を動かして …… 130
3 バランスボールで血行促進&体幹強化 …… 132
4 昔ながらのラジオ体操をあなどるなかれ！ …… 134

5 大きな声で歌って、横隔膜を刺激しよう……136
6 どこでもモミモミでスキンシップ……138
7 すき間時間の深呼吸を習慣に……140
8 自律神経に効くツボ①「内関（ないかん）」……142
9 自律神経に効くツボ②「丹田（たんでん）」……144
10 自律神経に効くツボ③「百会（ひゃくえ）」……146
11 自律神経に効くヨガ①「チャイルドのポーズ」……148
12 自律神経に効くヨガ②「コブラのポーズ」……150
13 自律神経に効くヨガ③「猫のポーズ」……152

いいこと習慣コラム④
めざせ！ 発熱ボディ
筋肉をきたえると自律神経もきたえられる……154

第5章
アロマ、洋服の着せ方、検温etc.
ほかにもとり入れたい〝いいこと〟習慣12……156

1 ［検温］朝10時の検温で正しい平熱がわかる……160
2 ［生活の見直し］親の生活習慣を見直すと、子どもも変わる！……162

3 [着せ方] 腹巻きでおなかをあたためる……164
4 [着せ方] おうちではレッグウォーマーを習慣に……166
5 [着せ方] 寝るときの下着は綿100%……168
6 [寝具] 布団は横がけにして足を出す……170
7 [お風呂] 41度のお湯に10分つかって……172
8 [お風呂] 炭酸入浴剤で効率的に血流アップ……174
9 [アロマ] 起床前のアロマスプレーで目覚めすっきり……176
10 [アロマ] お出かけ前にハンカチに精油を1滴……178
11 [アロマ] リラックス効果絶大のアロマバス……180
12 [アロマ] 寝つけない夜にはアロマティッシュを枕元に……182
アロマ(香り)で自律神経が整うメカニズムとは?……184
いいこと習慣コラム⑤
ゲームは交感神経を刺激しっぱなしに!
疲れた目は蒸しタオルでケアして……190

この本の使い方

本書では子どもの自律神経を整えるための生活習慣をたくさん紹介していますが、すべての習慣をとり入れなくてはダメ、というわけではありません。ご家庭でとり入れやすいものを選んで、実践してみてください。

実践してほしい生活習慣を紹介。

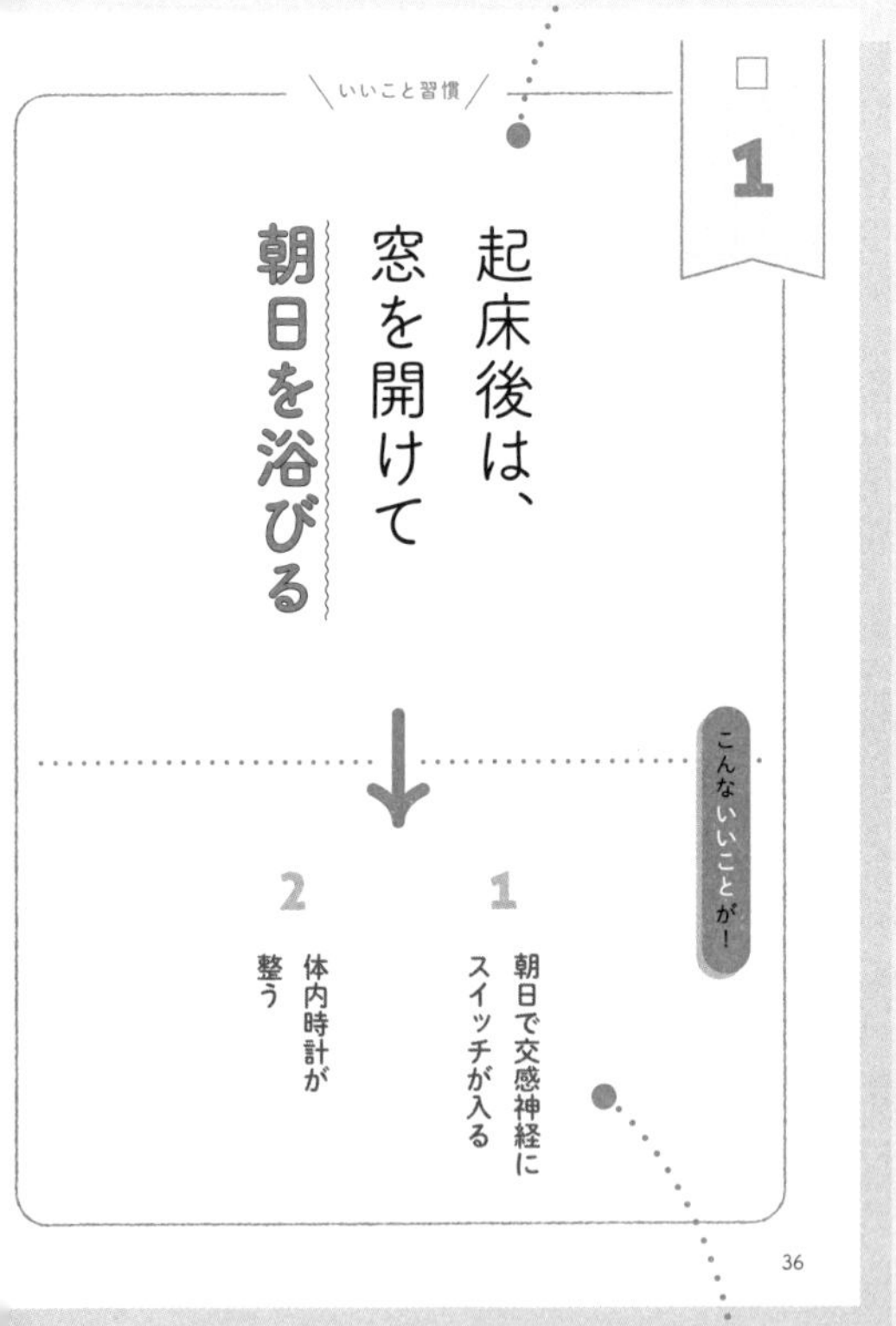

いいこと習慣
1
起床後は、窓を開けて朝日を浴びる
こんないいことが!
1 朝日で交感神経にスイッチが入る
2 体内時計が整う
36

この生活習慣を行うと
どんないいことがあるかを紹介。

イメージしやすいかわいいイラスト。
エクササイズやツボはイラストでわかりやすく。

紹介した生活習慣が
自律神経にいい理由を解説。

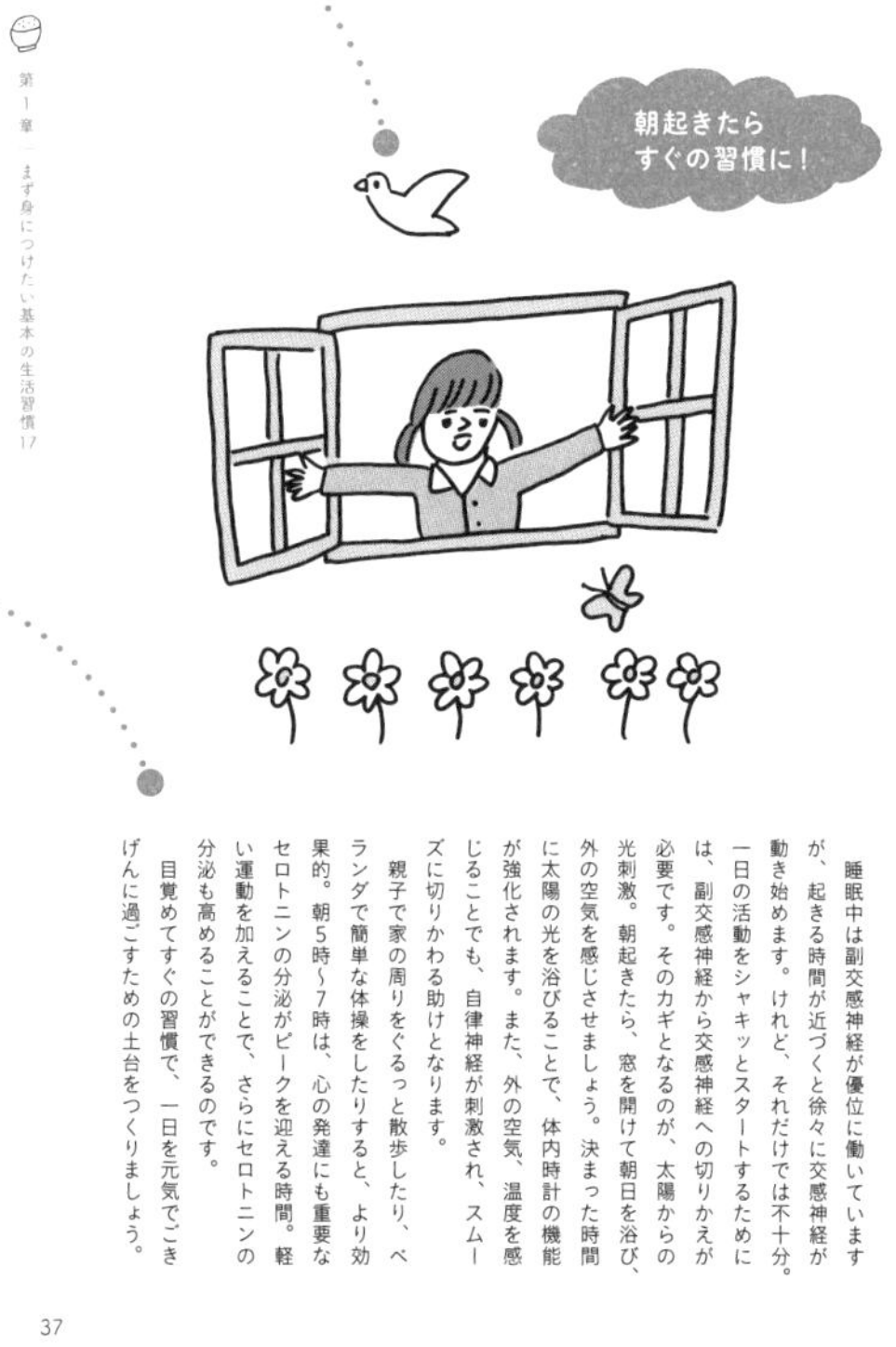
第1章 まず身につけたい基本の生活習慣17

睡眠中は副交感神経が優位に働いていますが、起きる時間が近づくと徐々に交感神経が動き始めます。けれど、それだけでは不十分。一日の活動をシャキッとスタートするためには、副交感神経から交感神経への切りかえが必要です。そのカギとなるのが、太陽からの光刺激。朝起きたら、窓を開けて朝日を浴び、外の空気を感じさせましょう。決まった時間に太陽の光を浴びることで、体内時計の機能が強化されます。また、外の空気、温度を感じることでも、自律神経が刺激され、スムーズに切りかわる助けとなります。

親子で家の周りをぐるっと散歩したり、ベランダで簡単な体操をしたりすると、より効果的。朝5時〜7時は、心の発達にも重要なセロトニンの分泌がピークを迎える時間。軽い運動を加えることで、さらにセロトニンの分泌も高めることができるのです。

目覚めてすぐの習慣で、一日を元気でごきげんに過ごすための土台をつくりましょう。

37

●本書は5つの章で構成されていますが、すべてを実践する必要はありません。どんな人にもおすすめの基本の習慣は第1章に、第2章以降は睡眠、食、運動、その他などのカテゴリーに分かれています。気になっているカテゴリーから始めてみてください。

●すべての生活習慣がどんな人にも合うわけではありません。お子さんの様子を見ながら、合っていると感じられる習慣をとり入れてみてください。

●序章、第1章、2章は小児科医の成田奈緒子先生が監修、第3章、4章、5章（アロマセラピーを除く）は内科医の石原新菜先生が監修。3〜5章はおもに東洋医学の観点からおすすめの生活習慣を紹介しています。

序章

自律神経をきたえると
子どもに〝いいこと〟が
たくさんあります！

自律神経が正常に働かない子どもがふえている！

なんとなく体がだるいとき、気持ちが不安定なとき、「自律神経が乱れているのかも」と考えたことはありませんか？「わけもなくイライラしているのは自律神経の不調かも？」「冷えは自律神経の働きを鈍らせるから要注意！」。健康情報をチェックしていると、こんなフレーズもよく目にします。

でも、そもそも「自律神経ってどこにあるの？」「どんな役割をしているの？」と問われると、答えに詰まってしまう人が多いのではないでしょうか。

自律神経とは、私たち人間が生きるためになくてはならないもの。心臓が休みなく血液を送り出しているのも、胃や腸が食べ物を消化できるのも、すべて自律神経が働いているからです。暑ければ汗をかいて体温を下げ、寒ければ毛穴をキュッと閉じて体温を逃がさないようにします。意識しなくても自然と体が反応してくれるのは、自律神経のおかげです。

ところがいま、自律神経が正常に働かない子どもがふえています。朝はグズグズしてなかなかすっきり起きられない、いつもなんとなく食欲がない、すぐに疲れてぐったりしてしまう。病気ではないのに、なんとなく不調があって、体調がすぐれない、そんな状態です。

子どものこうした症状は、自律神経失調症のひとつで、起立性調節障害と呼ばれます。起立性調節障害に悩む子どもは、小学生では5％、中学生では実に10％にも上る、というデータも報告されています。「成長途中の子どもにはよくあること」「病気というほどのことじゃないから」とあなどってはいけません。

自律神経がうまく働いていないということは、子どもの成長がおびやかされているということ。決しておおげさではなく、そのくらいの危機感をもつべき状態なのです。

まずは左のチェックリストで確認してみましょう。**3つ以上あてはまった場合は、お子さんの自律神経が乱れている可能性が大です。**

子どもの自律神経の乱れチェックリスト

3つ以上あてはまる場合は要注意！
自律神経の働きが弱っている可能性があります。

- □立ちくらみやめまいがする
- □ずっと立っていると気分が悪くなる。ひどいときは倒れてしまう
- □少し動くだけでも動悸や息ぎれを感じる
- □朝、なかなか起きられず、午前中は元気が出ない
- □顔色が青白い
- □全身に倦怠感、だるさを感じる
- □食欲がない。何を食べてもおいしくない
- □緊張すると、トイレに行きたくなる
- □しばしば頭痛や腹痛を訴える
- □乗り物酔いをしやすい

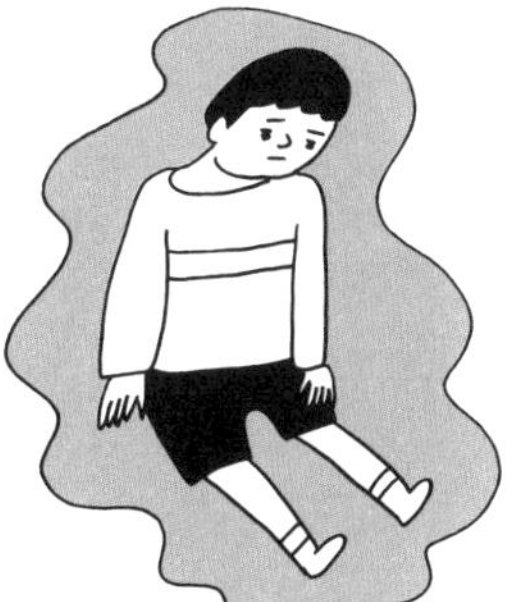

自律神経は、生きるために必要な装置

自律神経には〝交感神経〟と〝副交感神経〟の2つがあります。**内臓に対してそれぞれ反対の働きかけをするのが最大の特徴です。**たとえば、心臓の鼓動をバクバクと速くさせるのは交感神経、落ち着かせるのは副交感神経。消化を促進するのは副交感神経、その働きを抑えるのは交感神経。自律神経は24時間休みなく動き続け、そのときどきの身の回りの環境や状況に合わせて体を整えてくれているのです。

もし、自律神経がうまく働かなかったらどうなるでしょうか？　暑い場所にいるとすぐ熱中症になってしまったり、寒くなるとすぐにかぜをひいてしまったり……。こんな調子では、快適なおうちから一歩も外に出ることができませんよね。

自律神経は、私たち人間が環境に適応して生きるために絶対に必要な装置といえるのです。

交感神経と副交感神経のおもな分布と働き

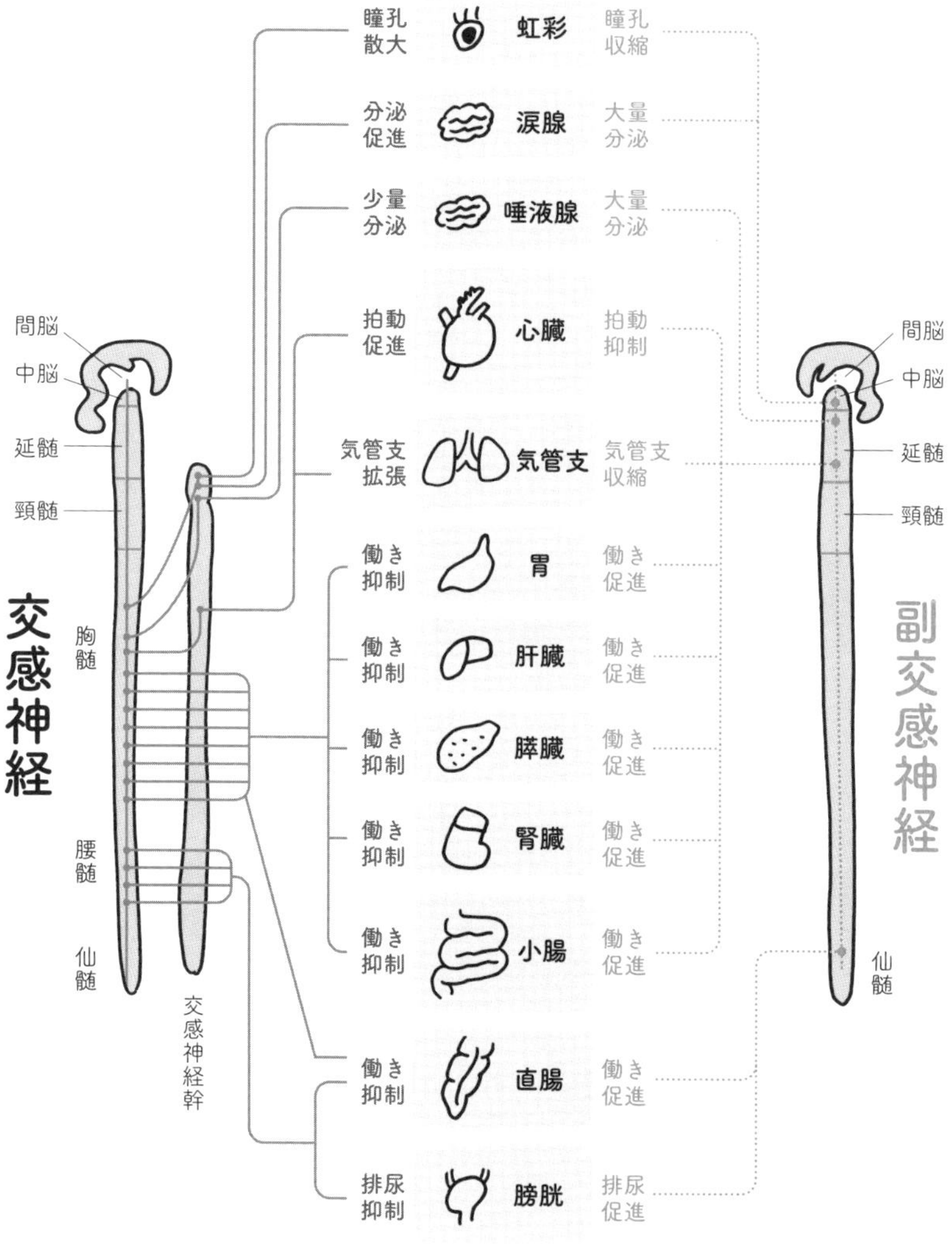

交感神経と副交感神経が互いに相対する働きをすることで、
内臓の働きや全身の血管を操っている。

いつも快適だと、自律神経は怠ける

自律神経は本来なら意識しなくても働いてくれるもの。では、なぜ自律神経がうまく働かない子どもがふえているのでしょう。

原因のひとつは、自律神経が必死に働こうとする刺激が少ないこと。子どもたちのまわりに快適すぎる環境が整えられていることです。

生まれたばかりの赤ちゃんは、自律神経がとても未熟です。昼夜の区別なく寝て起きて、おっぱいやミルクを飲んで、自律とは正反対の生活！　お世話をしてもらえなければ、生きていくことはできません。心地いいお母さんのおなかの中から、突然外の世界に出てきたのですから、すぐに適応できなくてもしかたありません。

それでも1才のお誕生日を迎えるころには生活リズムもだいぶでき上がり、新生児のころとはくらべものにならないほどたくましく成長します。暑い夏も寒い冬も経験し、また一日のなかでも気温の変化があることを肌で感じて、「いまは毛穴を閉じよう」「いまは汗をかいて体温を下げよう」とコントロールする力がついていきます。こんなふうに日々、いろいろな体験をしてぐんぐん大きくなるなかで、自然に自律神経も育っていくわけです。

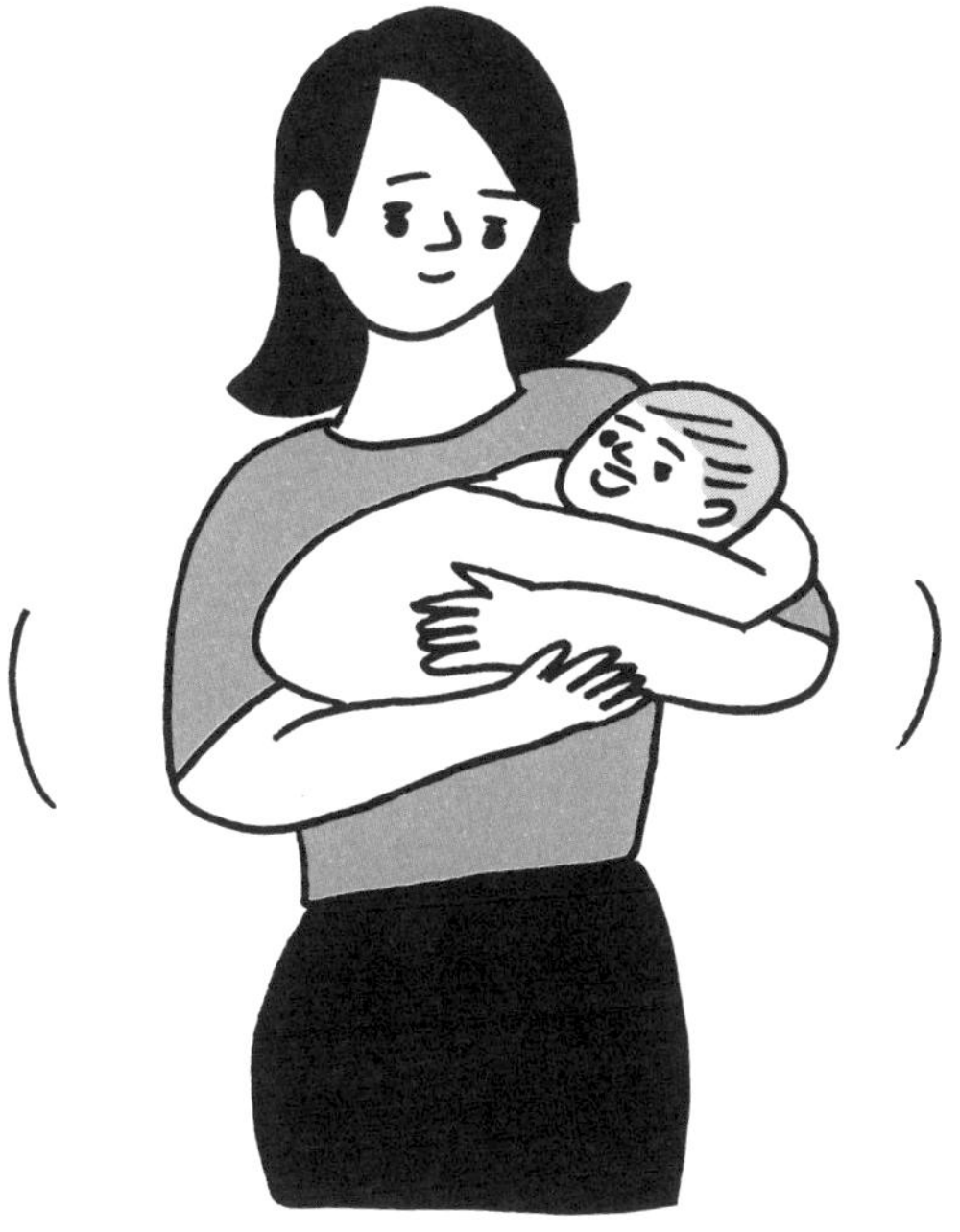

じつは、自律神経が育つのは、ちょっとつらい場面に遭遇したときです。「暑い！」「寒い！」「暗い！」「おなかがすいた！」「全速力で走って息がきれそう！」など、体が「このままでは危ないぞ」とキャッチできる刺激を送ることが、自律神経をきたえることにつながります。このように「いつどんな刺激が入ってくるかわからない」「ぼーっとしていると生命の危機！」とインプットしていると、交感神経と副交感神経はいつでも動けるようにスタンバイするようになります。すると、交感神経は緊張・興奮する場面で活発に働き、副交感神経はリラックスして落ち着く場面で優位になります。2つの自律神経がいつでもせめぎ合いながら、さまざまな刺激に瞬時に対応できるように準備してくれるようになるのです。

では、現代の子どもたちの生活をチェックしてみるとどうでしょう？　夏も冬もエアコンで快適な温度、危ない遊びはなるべくさせない、夜も明るい部屋で動画やテレビを見て遅寝遅起き……。子どもを大切に思うあまり刺激になることを先回りしてとり除いたり、大人の生活リズムを子どもにもあてはめてしまったりしていませんか？

便利で快適な現代社会では、「自律神経をきちんと育てる」意識をもつことがとても大切。子どもの自律神経をきたえるのは、親の一番の仕事といっても過言ではないのです。

自律神経の基地はどこにある？

全身に張りめぐらされた自律神経ですが、その出発点は脳の視床下部という場所にあります。自律神経の基地のすぐ近くには、脳幹や大脳辺縁系、小脳など、食欲、睡眠、ホルモン分泌などをコントロールするパーツが集まっています。これらは自律神経とも密接にかかわっていて、お互いに影響し合っていることがわかっています。ここは脳の芯にあたる部分。自律神経のほかにも生きるために必要な装置が密集しているので、この本では〝からだの脳〟と呼ぶことにします。

人間の脳は18才ごろまで成長を続け、高度に発達していきます。発達のプロセスは必ず決まっていて、どの子も同じです。

最初に発達するのは、自律神経の基地もあるからだの脳で、0～5才くらいにぐんぐん発達します。からだの脳が担当するのは、食べる、寝る、動く、呼吸する、快・不快を感じるなど、生きるための土台となる機能です。

からだの脳から少し遅れて1才ごろから発達を始めるのが、〝おりこうさん脳（大脳新皮質）〟です。言葉の獲得、知識をため込む、スポーツや楽器演奏のテクニックの習得などにかかわっています。

最後に10才以降になって育ち始めるのが〝こころの脳（前頭葉）〟。からだの脳からおりこうさん脳の中の前頭葉につながる、矢印で示した神経回路の部分です。おもに論理的思考力を担当します。

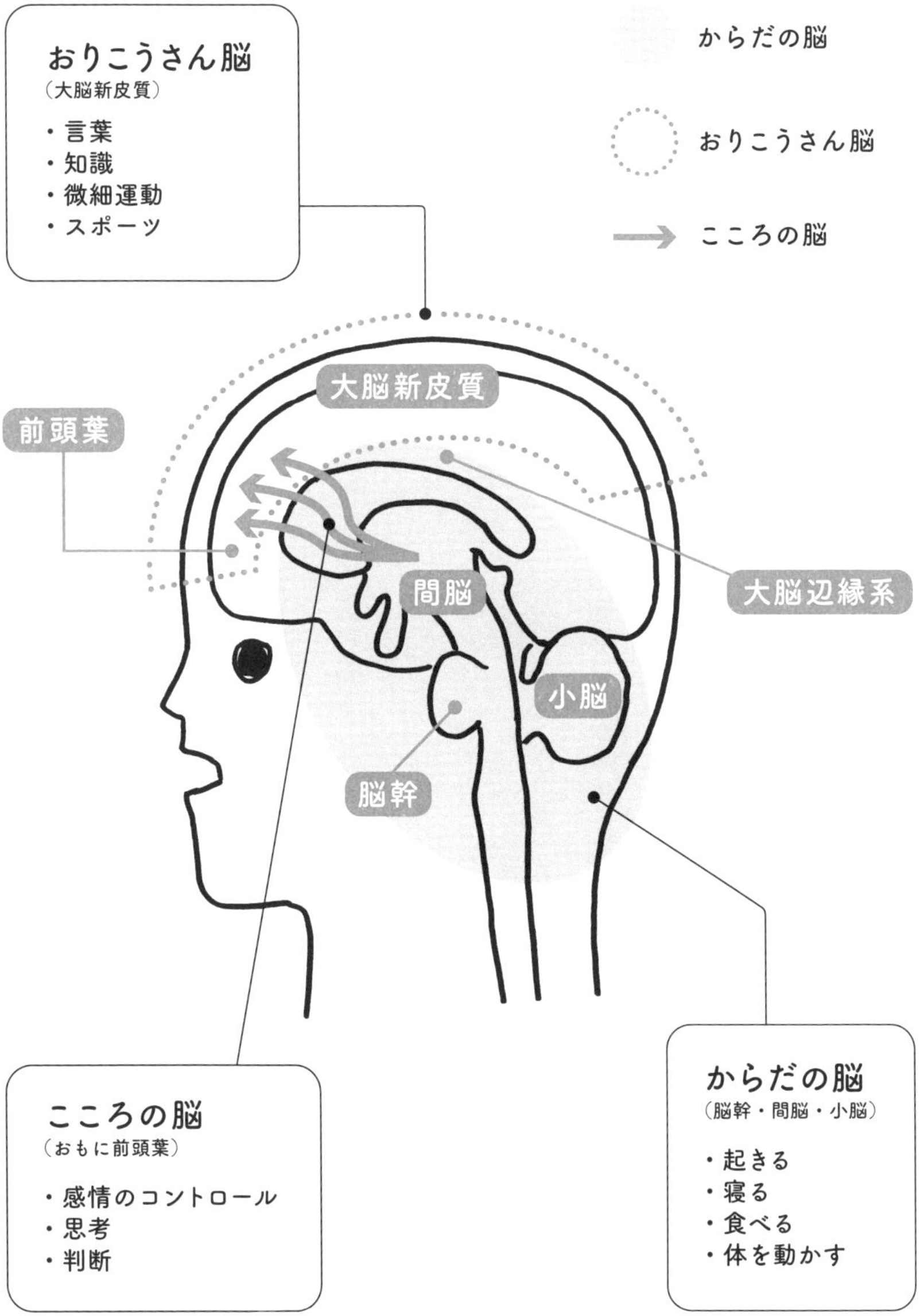
おりこうさん脳
（大脳新皮質）
・言葉
・知識
・微細運動
・スポーツ
からだの脳
おりこうさん脳
こころの脳
大脳新皮質
前頭葉
間脳
大脳辺縁系
小脳
脳幹
こころの脳
（おもに前頭葉）
・感情のコントロール
・思考
・判断
からだの脳
（脳幹・間脳・小脳）
・起きる
・寝る
・食べる
・体を動かす

乳幼児期は〝動物的本能〟を育てる時期

脳は、外からの刺激を受けて発達します。脳を育てるためにいちばん大切なのは、発達のプロセスに合わせ、その時期に合った刺激を与えることです。この脳育ての大原則を知ると、乳幼児期はまず〝からだの脳〟への刺激が大事である、とわかります。

乳幼児期の脳育てのポイントは、動物的本能がしっかり働けるようにすること。

太古の昔、私たちの祖先の暮らしを思い浮かべてみましょう。夜はぐっすり眠って休息をとり、夜が明けたら狩りや採集などの活動を始めたはずです。日中、眠さやだるさで元気が出なかったら、食料を調達することもできず、たちまち飢えてしまいます。猛獣に襲われても逃げることもできなかったら、あっという間に食べられてしまうでしょう。食事をとるのは、おなかがペコペコになってからです。空腹も感じていないのに、決められた時間だからと食事をと

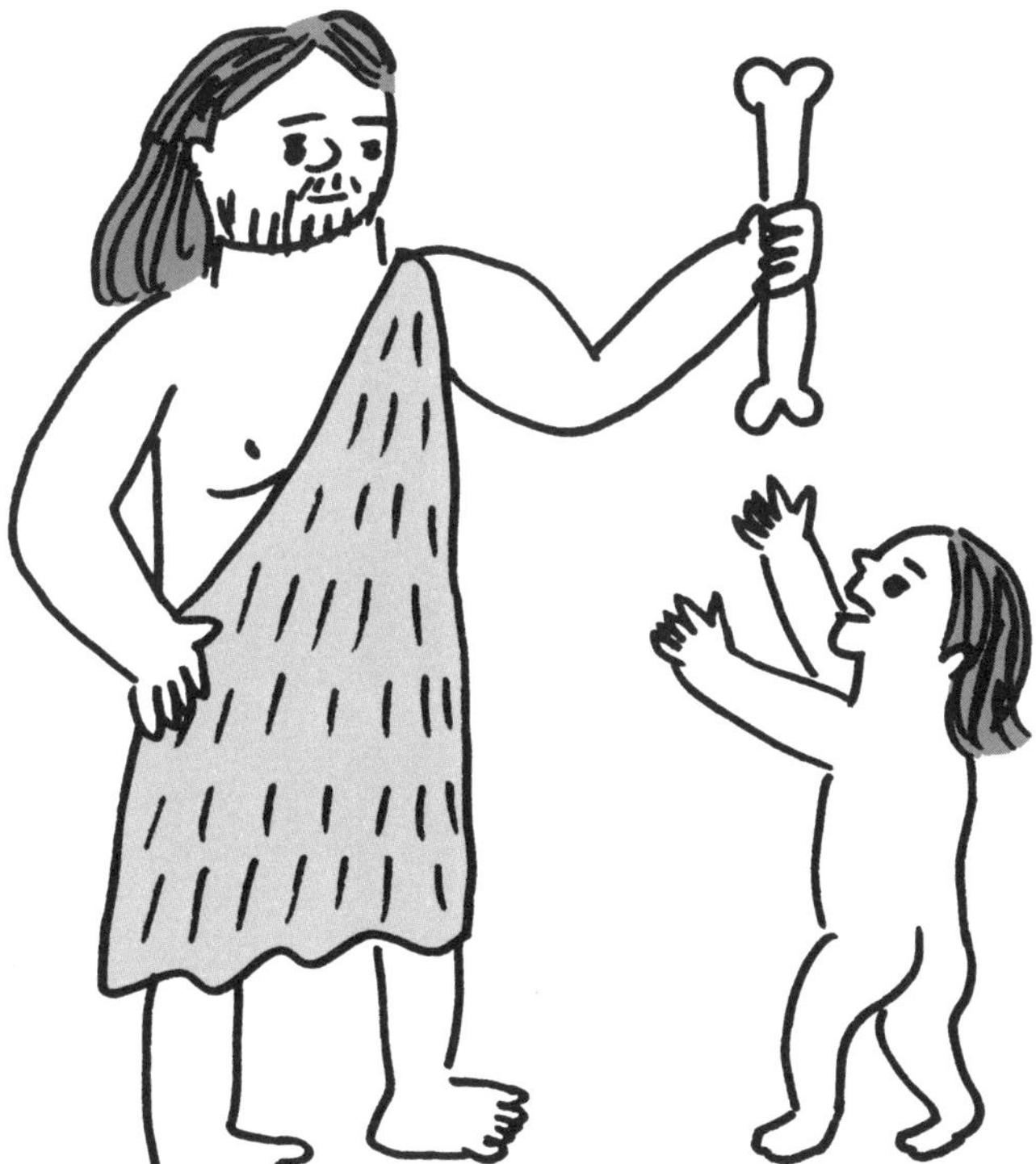

ることはなかったはずです。
人間だって動物です。人間だけ寝なくていい、食べなかったり食べすぎたりしても自由、危険に鈍感でもかまわない、なんてことはありません。動物としての正しい脳をつくらなければ、身を守れない。それは文明が発達した現代社会でも変わりありません。

からだの脳を育てることは、そこに基地局がある自律神経をきたえることにもつながります。

特に朝は明るい、夜は暗いという太陽の光刺激を入れることは、とても重要。

光刺激をきちんと受けることで、日中、起きて活動しているときは交感神経が優位に、夜、眠っているときには副交感神経が優位に働いて、身の回りに起こる環境の変化に対応できるようになります。そして、地球の自転に合わせるように体内時計が働きだし、成長ホルモンなどの重要な物質もタイミングよく分泌されるようになるのです。これは、昼行性の動物としての基本中の基本です。
太陽の光刺激以外にも五感からの刺激はすべて、からだの脳に働きかけるものです。子ども時代は、見て、聞いて、かいで、さわって、味わって、五感をフル活動させる生活を送ることが何より大事。くり返し五感からの刺激を受けることで、脳の土台がしっかり丈夫につくられていきます。

5〜6才までの子どもは動物だ、と思って子育てをする。こんなふうに考えると、子育ての大事なポイントがすっと理解できるでしょう。

自律神経は何才からでもきたえられる

自律神経をきたえるには、さまざまな刺激を浴びることが必要です。昔ながらの生活であれば、ことさら意識しなくても刺激を受けることができました。**けれど、便利で快適な環境が整えられている現代では、「ちょっとつらい刺激」をきちんと与えてあげることが親の大事な務め。**お父さん、お母さんに求められるのは、五感への刺激をたっぷり与えてあげること、そして生活リズムを整えることです。いくら規則正しくても、大人の生活リズムに子どもを合わせていては、自律神経はうまく育ちません。動物の子どもとして自然な生活を送れているかどうか、を基準に考えましょう。

五感への刺激と生活リズム、この2つを意識すれば、自律神経は何才からでもきたえ直すことができます。

また、自律神経の基地がある視床下部には、オキシトシン、バソプレシン、セロトニン、コルチゾールなどのホルモンの受容体が密集しています。オキシトシンの別名は、愛情ホルモン。社会性や思いやりにかかわるホルモンです。セロトニンは幸せホルモンとも呼ばれ、やる気や幸福感につながる物質。コルチゾールはストレスを受けたときに分泌され、体を守るホルモンです。バソプレシンはセロトニンによる抑制がなくなると攻撃性を発揮するのが特徴です。これらのホルモンは自律神経と密接にかかわっています。さらに、自律神経の基地の周りには、食欲、呼吸、睡眠など、生きるための装置もたくさんあって、こちらも自律神経と深い関係にあります。

一方で、自律神経は各臓器の働きを直接コントロールします。そのため自律神経が乱れると、内臓の働きの不調も起こりやすくなります（頭痛、腹痛、腰痛、めまい、肩こりなど）。反対に、暴飲暴食や夜ふかしを続けたり、強いストレスにさらされたりすると、今度は自律神経の調子が悪くなります。セロトニンやオキシトシンもうまく分泌されなくなり、心が不安定になったり、キレやすくなったりします。

自律神経とホルモンは密接にかかわっている

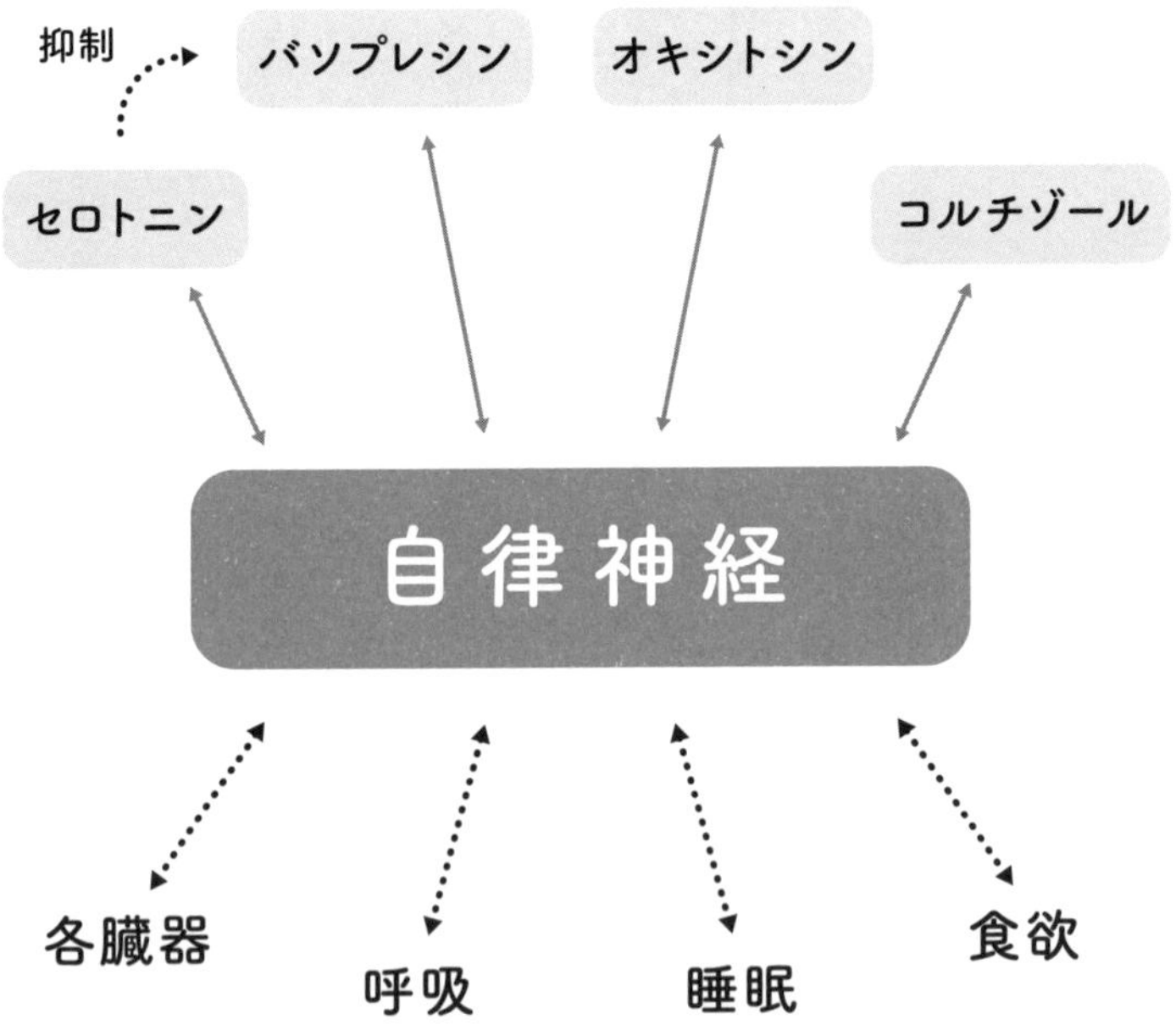

自律神経は脳から分泌されるさまざまなホルモンと密接にかかわり、お互いに影響し合っている。さらに、自律神経の周りには、食欲、睡眠、呼吸などを司る装置もあるため、食や睡眠の乱れが自律神経の乱れにもつながる。

つまり、自律神経やからだの脳の機能を無視して、「やさしい子に育てたい」「どんなことにも前向きに、やる気をもってとり組んでほしい」「ちょっとやそっとではくじけない強い子になってほしい」と願っても、それは無理というもの。親がいくら言い聞かせて、教えても、脳や自律神経がしっかり働いていなければ、うまくできなくて当然です。

子どもたちに必要なのは、夜はぐっすり眠って朝はシャキッと起き、おなかがすいてごはんを食べ、外で体を動かして遊ぶこと。こうした生活を送れば、自律神経は自然ときたえられ、からだの脳も順調に育っていくのです。

次の章からは、子どもとの生活で簡単にとり入れられる〝自律神経にいい習慣〟を紹介していきます。

第1章

まず身につけたい基本の生活習慣17

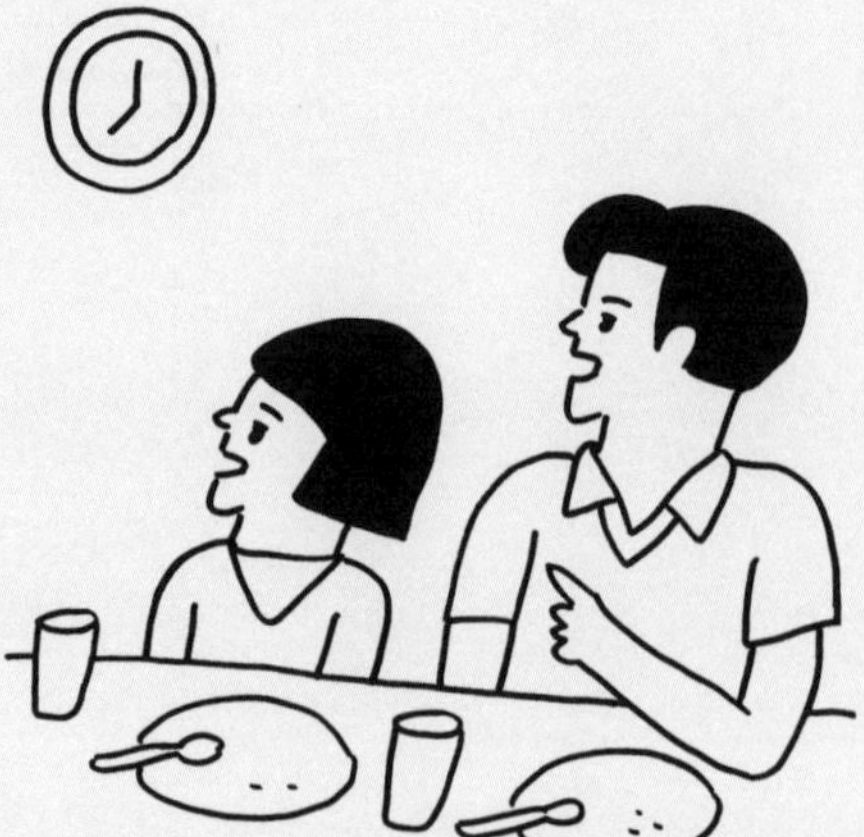

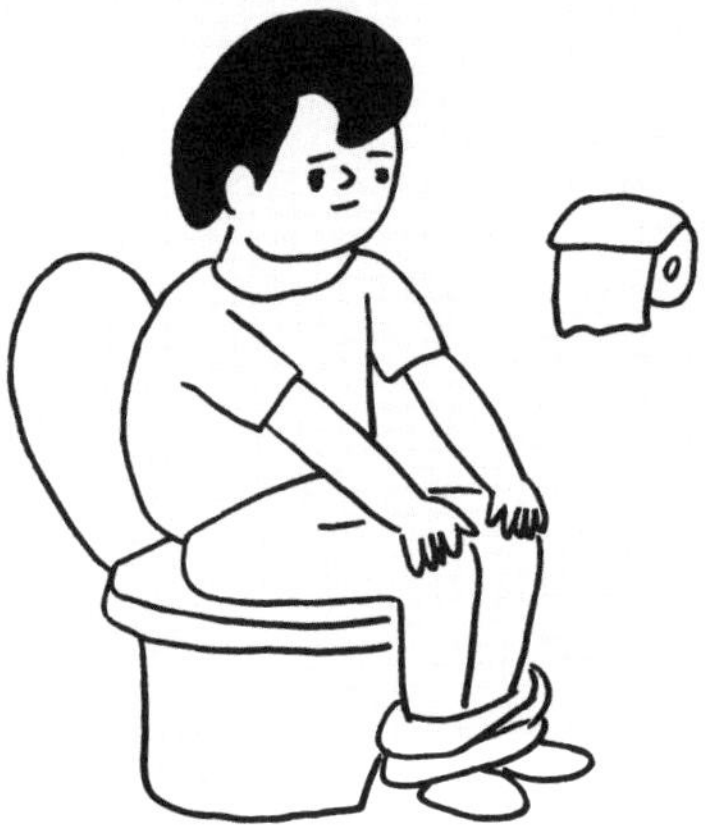

「コレさえやれば自律神経がきたえられる！」という魔法の対策はありません。強くて働き者の自律神経をきたえるいちばんの近道は、毎日の生活を見直すこと。自律神経にいい生活が習慣になると、子どももはみるみる変わります。自律神経は何才からでもきたえ直せます。さっそく始めましょう。

自律神経を整えるための最優先事項は「早寝・早起き・朝ごはん」

赤ちゃんのころは、どの子もみんな自律神経が未熟。眠くなっては泣き、おなかがすいては泣き、24時間おかまいなしに親の手を必要とします。自分では何もできない新生児ですが、五感をフル稼働させて刺激を受けとり、脳に情報を送っています。生後4カ月ごろには昼夜の区別がつくようになり、1才ごろには歩けるようになり、少しずつ言葉も出始めます。保育園、幼稚園に入園するころには「まるで小さな大人みたい」と周囲を感心させる子も多いでしょう。ただ、どんなに大人びて見えても、体の内側や脳は成長途中。自分で自分の生活を律して、コントロールできるまでにはまだまだ時間がかかります。**子どもの生活を整えるのは、親の役目です。小学校低学年までは、勉強よりも習い事よりも、基本の生活を大事にしましょう。**

「早く起きて!」「ちゃんと残さず食べなさい」「いつになったら寝るの!」。こんなふうに子どもをしかりつけていませんか? 毎日のようにカミナリを落としているのにちっとも直らないと、なかばあきらめモードになっている人もいるかもしれません。でも、もし毎日、お母さんがガミガミ言わなくてはならない状態だとしたら、それは自律神経がきちんと育っていないことが原因かもしれません。

自律神経が働いていれば、お母さんに起こされなくても自分できげんよく目覚めるものです。おなかがすいてたまらないので、朝ごはんもたっぷり食べます。夜になれば自然と眠くなり、ベッドに入

るなり気持ちよく眠りの世界へ吸い込まれていくでしょう。「そんなの夢みたい！」と思うかもしれませんが、これが動物としての本来の姿。親に「寝なさい！」「食べなさい！」と追いかけ回されている野生動物なんて、どこにもいませんね。生き延びるための本能が発達していれば、親に強制されなくても自分から食べたい、眠りたいと感じ、行動するものです。

では、たくましく生きるために不可欠な本能や自律神経をどう育てるか？　答えはとても簡単です。**早寝早起きを徹底すること。そして朝ごはんをしっかり食べること。**あたりまえのようにいわれていることですが、忙しい現代社会ではこれがなかなかむずかしくなっています。塾や習い事などで子どもだって忙しく、大人は仕事に家事に育児にと分刻みで追われるような生活。「優先順位1位は早寝・早起き・朝ごはん！」と肝に銘じていないと、つい就寝時間は遅くなり、睡眠時間を確保するために朝はギリギリまで寝る、という生活になりがちです。大人はたとえ寝る時間がまちまちでも、睡眠時間が足りなくても、次の日の予定に合わせて目覚ましをセットして起きられます。でも、子どもはそうはいきません。かならず自律神経に影響が出て、不調のサインがあらわれます。それを「やる気がない！」と怒られてしまったとしたら、こんなつらいことはありません。

この章では、朝起きてから夜寝るまでの一日のなかで、どんなシーンで子どもの自律神経が刺激されているのかをチェックしていきます。どれもきょうから始められることばかり！　自律神経にいい生活にシフトすると、子どもは驚くほど変わります。その変化を楽しみに、親子で楽しくとり組んでみましょう。

1

起床後は、窓を開けて朝日を浴びる

こんないいことが！

1 朝日で交感神経にスイッチが入る

2 体内時計が整う

朝起きたらすぐの習慣に！

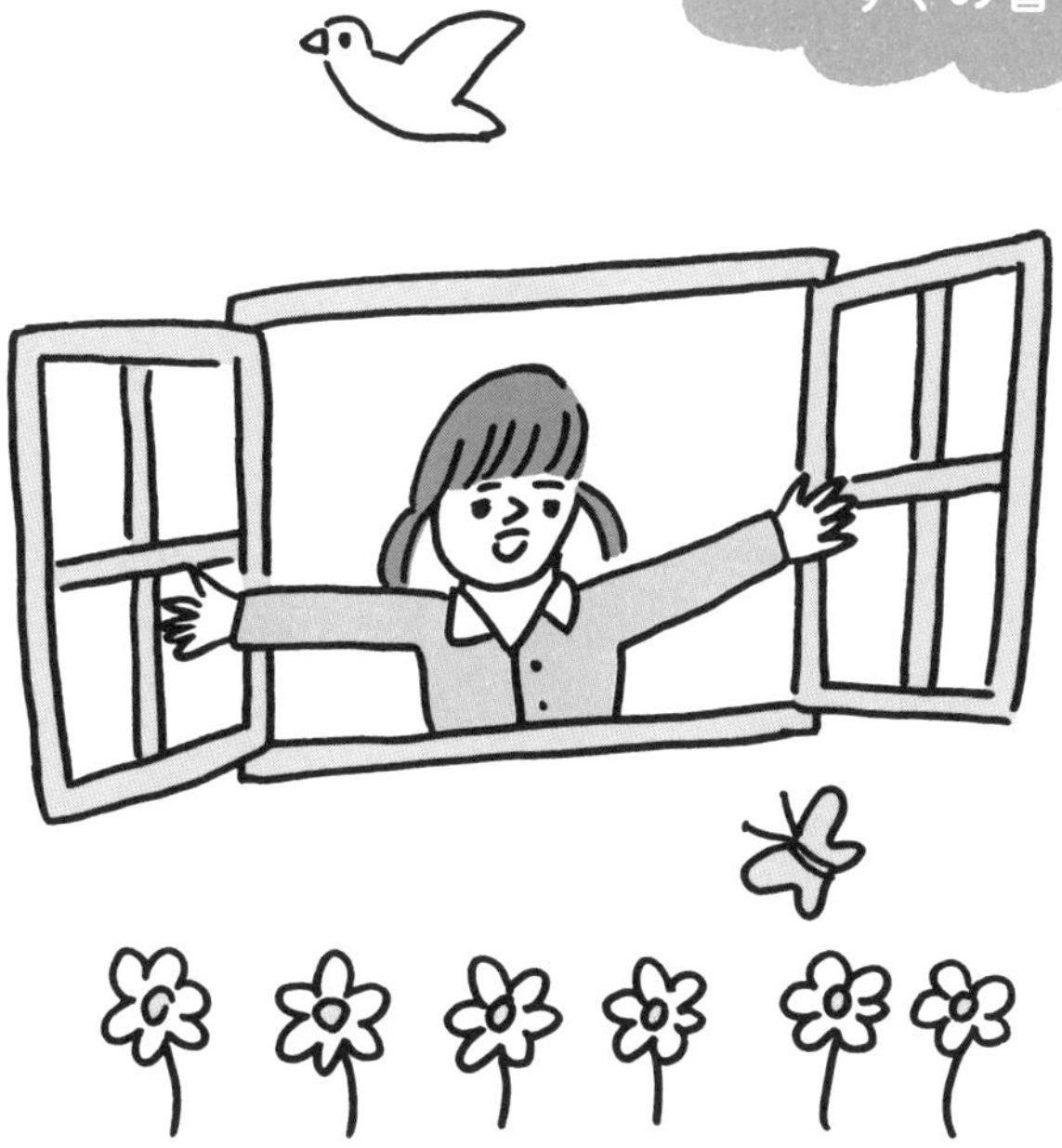

睡眠中は副交感神経が優位に働いていますが、起きる時間が近づくと徐々に交感神経が動き始めます。けれど、それだけでは不十分。一日の活動をシャキッとスタートするためには、副交感神経から交感神経への切りかえが必要です。そのカギとなるのが、太陽からの光刺激。朝起きたら、窓を開けて朝日を浴び、外の空気を感じさせましょう。決まった時間に太陽の光を浴びることで、体内時計の機能が強化されます。また、外の空気、温度を感じることでも、自律神経が刺激され、スムーズに切りかわる助けとなります。

親子で家の周りをぐるっと散歩したり、ベランダで簡単な体操をしたりすると、より効果的。朝5時〜7時は、心の発達にも重要なセロトニンの分泌がピークを迎える時間。軽い運動を加えることで、さらにセロトニンの分泌も高めることができるのです。

目覚めてすぐの習慣で、一日を元気でごきげんに過ごすための土台をつくりましょう。

2

家を出る前に排便できるリズムをつくる

こんないいことが!

1 排便の心配なく、日中の活動に集中できる

2 便が大腸にとどまらず、便秘予防に

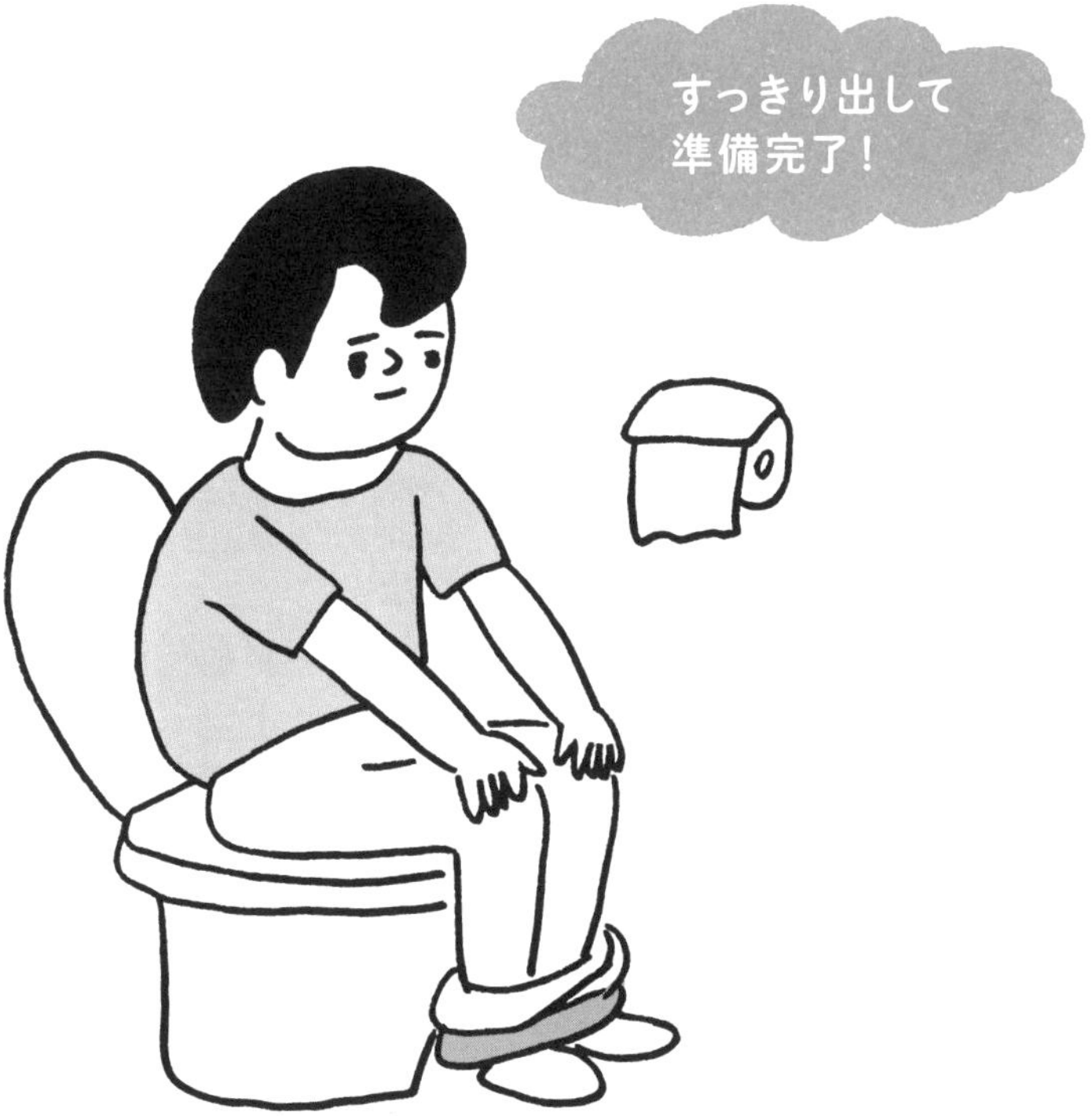

朝、家で排便ができないのは、自律神経が乱れているサインです。人間も動物であると考えると、その理由は明らか。日中に、猛獣から逃げる途中、「うんちがしたい！」としゃがみ込んでいたら、命が危険にさらされます。とはいえ、排便をがまんしていると、水分が再吸収されてコチコチうんちに。便秘の原因にもなります。

消化は、副交感神経優位となる睡眠中に促されます。眠っている間に消化したものを朝すっきりと出し、交感神経優位に切りかえて家を出るのが動物として自然な姿。朝の排便は、自律神経の働きから見ても、自然で大事な習慣なのです。

朝の排便を促すためのポイントは2つ。1つ目は、よく眠って起床までに消化を終わらせておくこと。2つ目は、家を出るまでの時間を十分にとること。家を出る1～2時間前には起きましょう。さらに朝食前に牛乳などでたんぱく質をとるのもおすすめ。たんぱく質の刺激で胃腸が動き、消化が進んだものが直腸まで落ちるため、するんと排便できるようになります。

いいこと習慣

3

朝ごはんは王様のようにモリモリ食べる

こんないいことが！

1 活動に備えて脳と体にエネルギーを補給

2 朝食重視の生活スタイルで朝型に

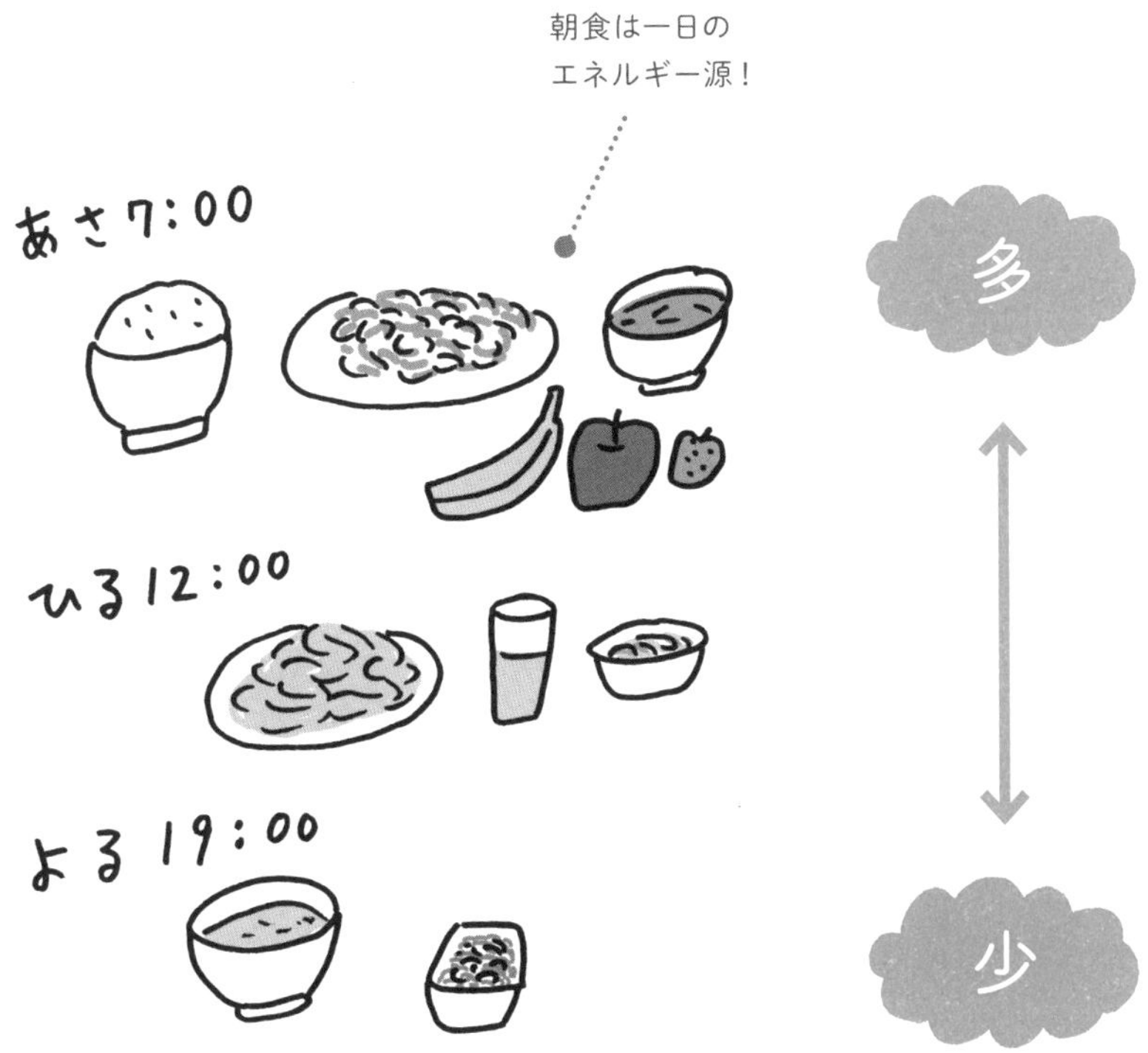

「朝は食欲がない」「時間がないから簡単なものですませちゃう」という声もよく聞かれますが、一日の生活リズムを考えるなら朝こそしっかり食べたいもの。西洋には「朝は王様のように、昼は貴族のように、夜は貧者のように食べよ」ということわざがあります。朝はこれからの活動に備えてたっぷり食べ、脳や体にエネルギーをチャージし、あとは寝るだけの夕食は胃腸に負担をかけないよう軽めにする。こうすれば、起きたときにはしっかりおなかがすいていて、食欲もわくでしょう。前日に食べたものをちゃんと消化しきった胃腸は、「揚げ物、肉料理どんと来い！」の状態です。

朝からガッツリ作るなんて、げんなり？ でも夜はごく簡単なものでパパッとすませて睡眠時間を確保すれば、朝食に手をかけるのはそれほど大変なことではありません。子どもの生活リズムを正すためには、親の生活リズムから見直すことも大事。家事の時間を夜から朝へシフトすることも検討してみましょう。

4

あごを動かしてしっかりかんで食べる

↓

こんないいことが！

1
消化酵素が分泌され、消化を促進

2
かむ動作が自律神経を刺激！

しっかりかんで脳に刺激を！

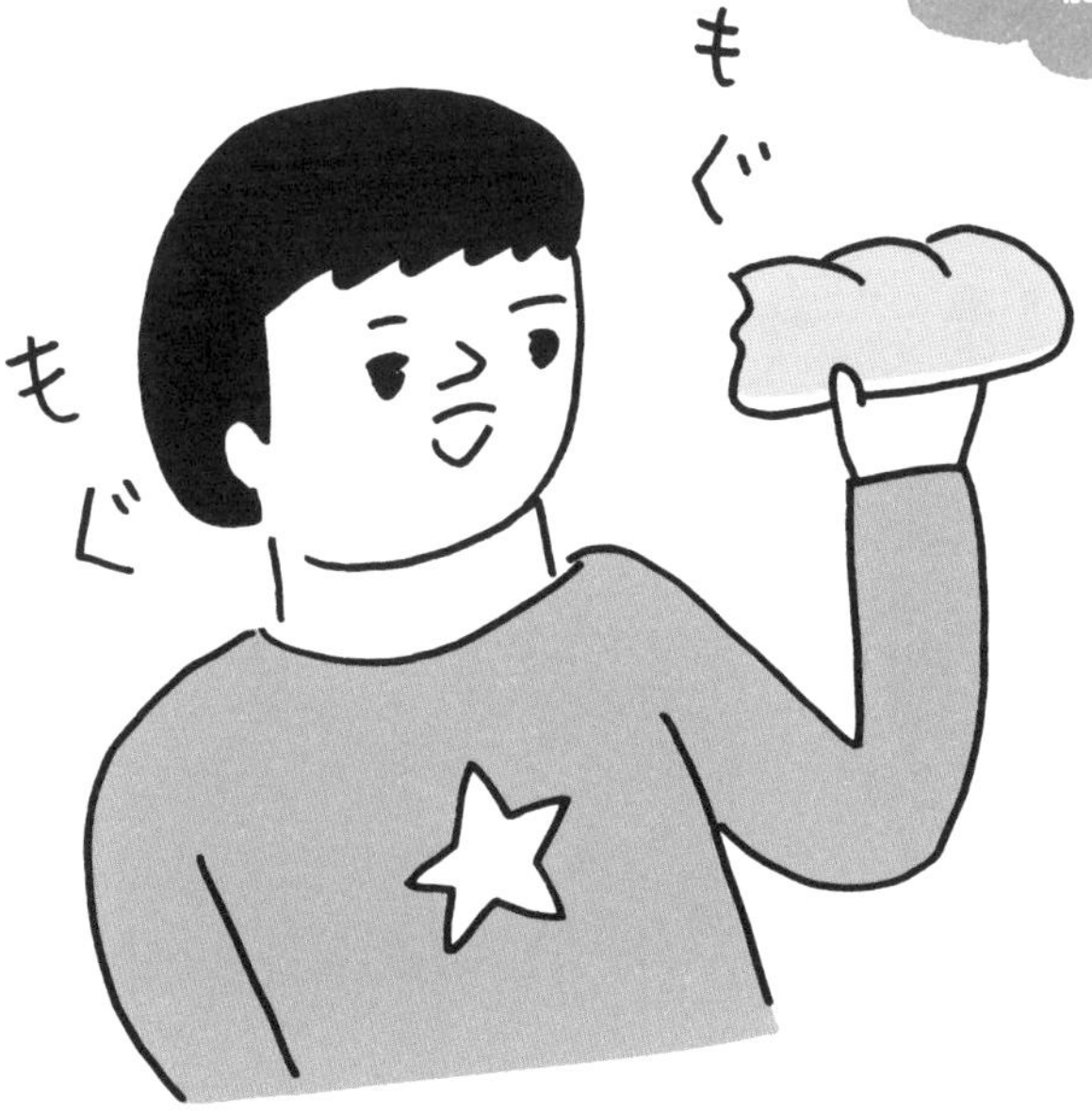

唾液には、炭水化物を分解するアミラーゼという消化酵素が含まれています。よくかむことで水分をたっぷり含んだ唾液が分泌され、食べ物とアミラーゼがまざりやすくなります。しっかりかむようにするには、あごを動かすことを意識することが大切です。

自律神経は、内臓の働きをコントロールする神経です。内臓が疲れてしまうと、自律神経の働きも悪くなります。よくかんで胃腸に負担をかけない食べ方をすることは、自律神経を守るためにも大事なのです。

よくかむことの効果は、消化促進だけではありません。あごや味覚、発音、さらには脳までも発達させるといわれています。また、かむ動作は、自律神経やセロトニン神経を刺激する「リズム運動」のひとつでもあります。特に朝は、幸せホルモンであるセロトニンの分泌が高まる時間。朝ごはんをよくかんでしっかり食べることは、強い心を育てることにもつながります。

□ 5

週末は親子で朝ごはんを作ろう

こんないいことが！

1 自分で「食べたいもの」を選べる子になる

2 五感への刺激で、脳や自律神経が活性化する

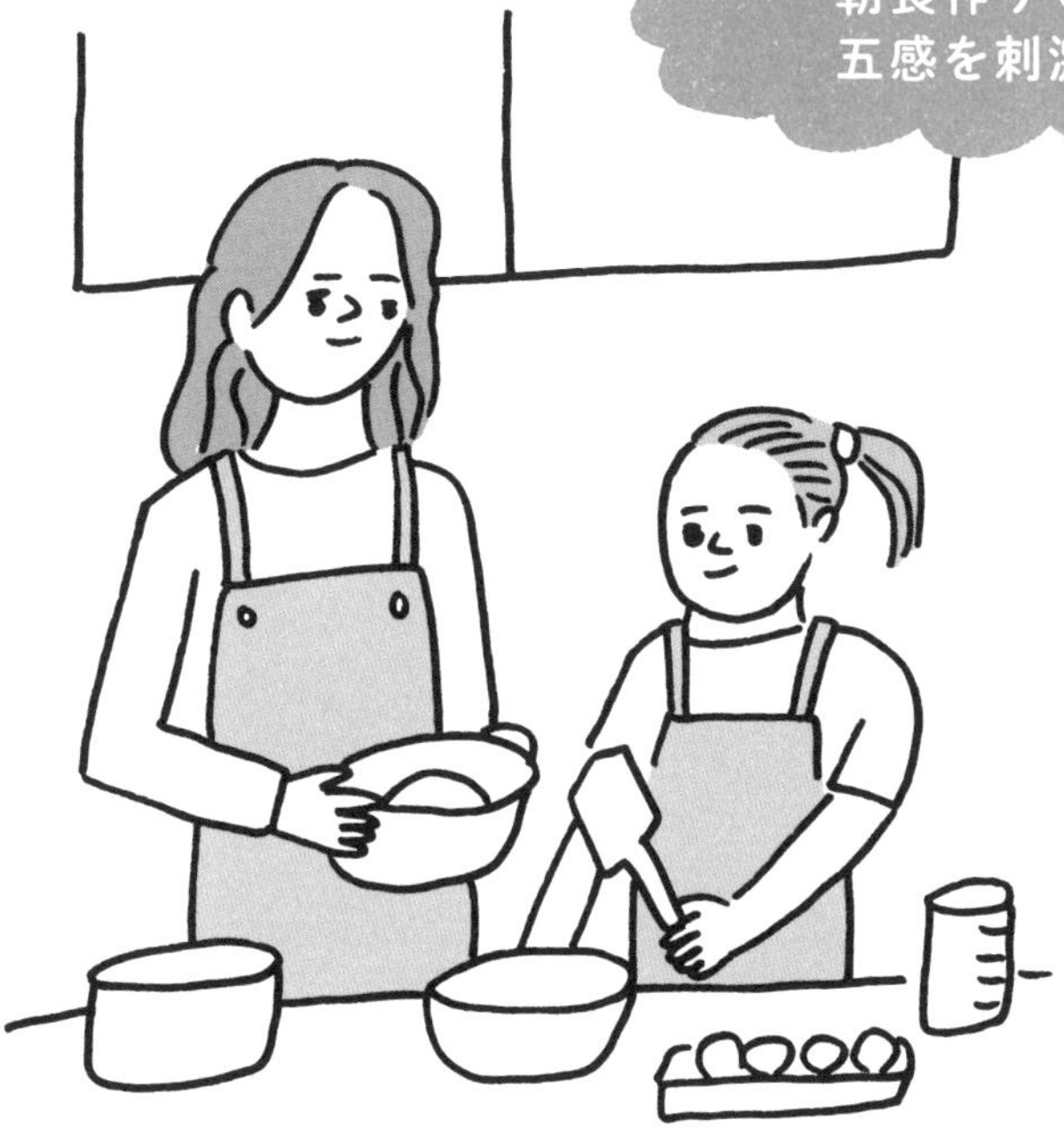

朝食作りで五感を刺激

朝目覚めたとき、体はプチ絶食状態。「ちゃんと食べなければ動けない！」というときに、さて何を食べたいか、何を食べるべきか。自分で考え、選ぶ力を身につけさせましょう。

まず週末だけでも、親子でいっしょに朝食を作ってみて。ポイントは、「こんな材料があるけれど、何を作ろうか？」と子どもに選ばせること。カレー、ホットケーキ、ハンバーグ、大人の思惑とは違うメニューを宣言されても「それはダメ」という言葉はぐっと飲み込みましょう。目的は、早く上手に作ることではなく、子どもの脳と自律神経を育て、生きる力をきたえることです。食材の色を見て、においをかぎ、トントン、グツグツ、さまざまな音を聞いて、でき上がったものを味わう。これほど五感が刺激されることはそうありません。

最終目標は、毎朝、子どもが朝ごはんを作れるようにすること。「お手伝い」ではなく、子どもが主体的に作業できるよう、親は根気強く見守ることが大事です。

6

会話を楽しみながら食べる

こんないいことが!

1
食べることは楽しい、という原始的本能を刺激

2
リラックスして消化酵素が分泌される

ごはんの時間が楽しみな子に！

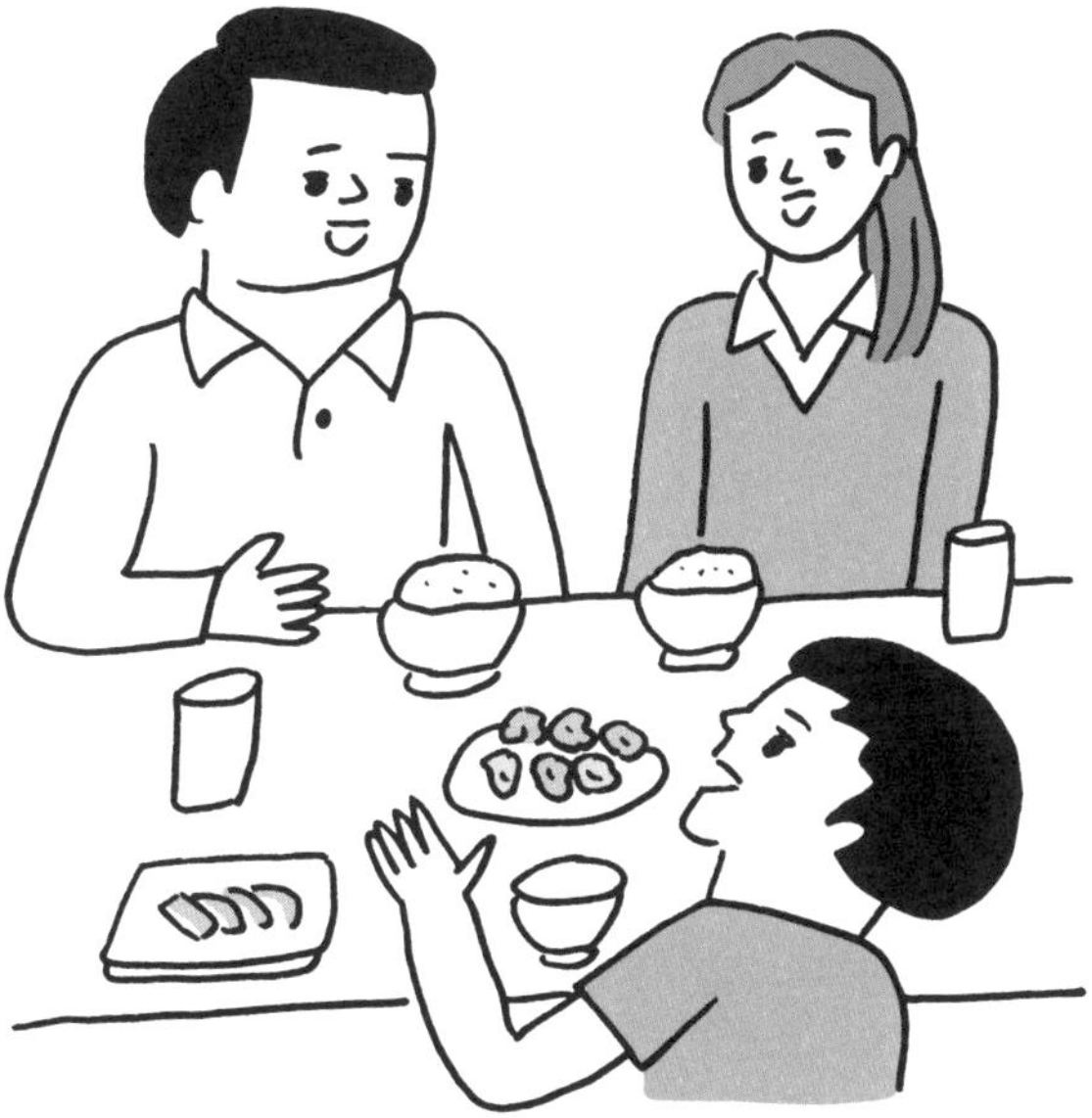

「好き嫌いなく食べてほしい」「残さず完食してほしい」「栄養価の高い食事を食べさせたい」。多くのお父さん、お母さんが食の重要性を意識し、食べさせることに心をくだいています。でも、本来、食べることはもっと原始的で、楽しいことであるはずです。

子ども時代は「おなかがすいた！」がわかること、食べたいものを選んで食べられることの2つが重要。子どもたちには、「栄養があるから食べる」という論理的な発想はありません。野菜のえぐみや苦みは、自然界では毒のサイン。酸味は腐敗のシグナル。無理に食べさせようとするのは、かえって逆効果です。

消化酵素を出すためには、副交感神経を働かせる必要があります。お小言はできるだけ封印し、親子で会話を楽しみながらゆったり味わう習慣をつけましょう。食卓がいつもリラックスできる場所であること、大人がおいしそうに食べている姿を見ることで、しだいに苦手食材も口にできるようになっていきます。

7

子どもが学校を休みたがっても、すぐに否定しない

こんないいことが！

1 自律神経の変化を敏感にキャッチできるように

2 がんばりすぎで心身をこわすことがなくなる

自分の体の声を聞ける子に

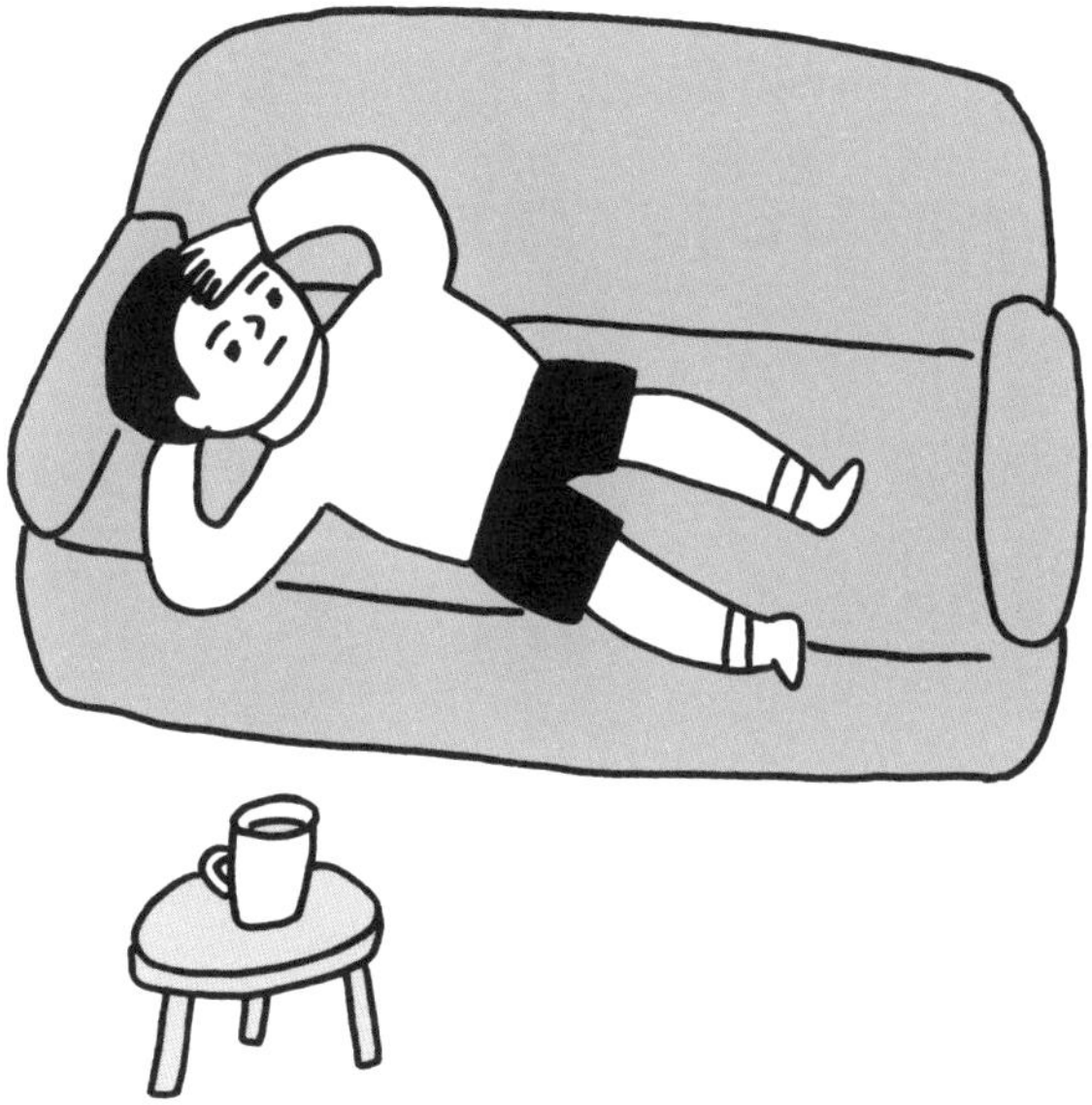

規則正しい生活を送ったら絶対に乱れないかといえば、そうではありません。自律神経が手に入るものではありません。ふだん自律神経は、日々変化するもの。けれど、ふだん自律神経が安定している子ならば、「なんだかおかしいぞ」と、すぐに体からのアラートをキャッチします。自律神経の働きが悪いと、立っているのがつらくなったり、食欲がわかなかったりするからです。アラートに気づけるのは、自律神経や生存にかかわる"からだの脳"がしっかり発達している証しでもあります。

子どもが「休みたい」と口にしても「熱もないのに休むなんてダメ！ 早く支度して！」とせきたてていませんか？ いつもは元気に楽しく幼稚園や学校に通っている子どもなら、自律神経の乱れをキャッチしているのかもしれません。頭ごなしに否定せず、具体的にどんな症状があるのか、しっかり聞いてあげましょう。

□ 8

暑さ、寒さを体感できる時間をつくる

こんないいことが！

1 気温変化の刺激で体温調節機能が発達する

2 暑さを感じ、汗をかくことで汗腺が発達

晴れた日は、外で遊ぼう

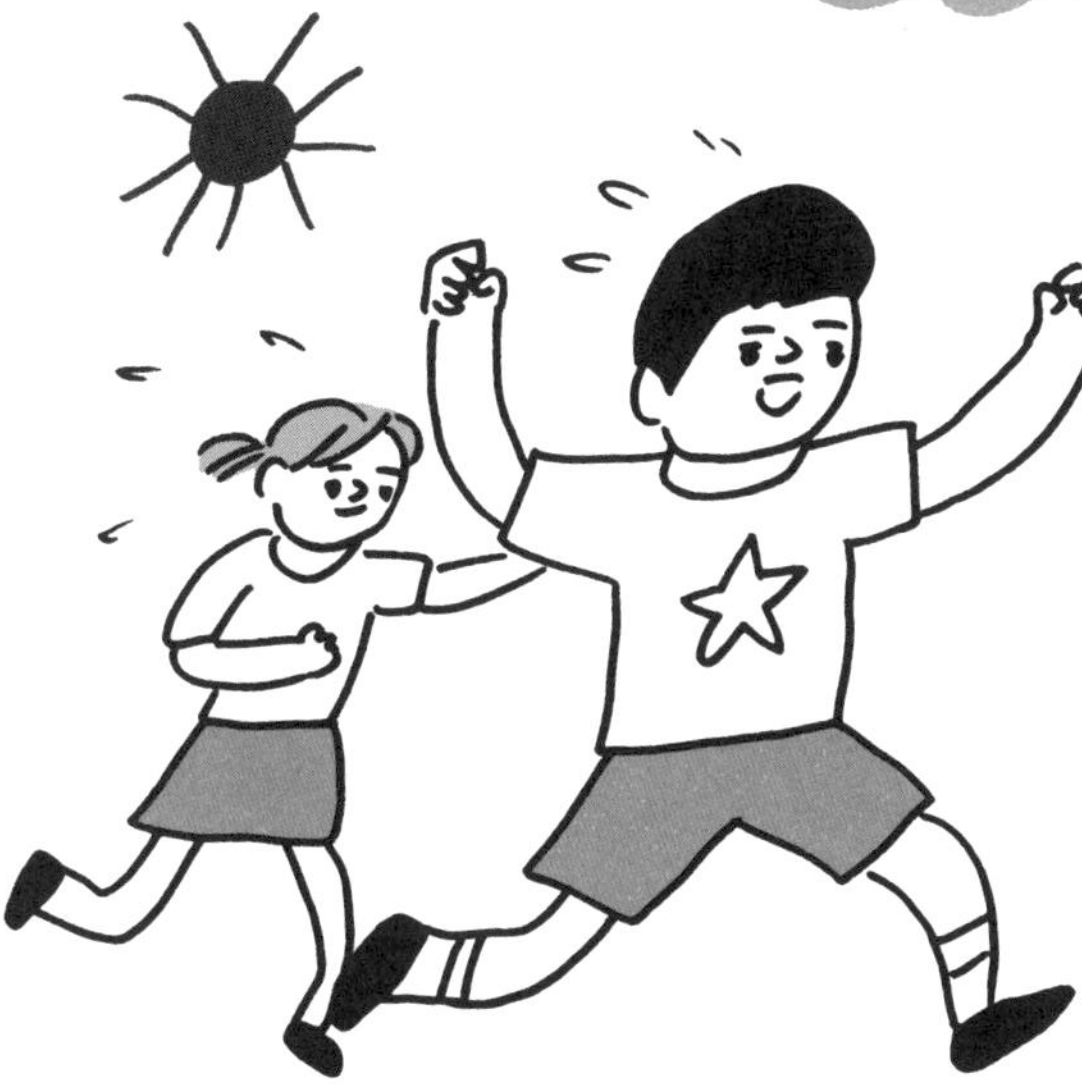

エアコンが効いた部屋にばかりいたら、自律神経はきたえられません。暑くても体内から熱を逃がせず夏バテしてしまったり、冬には手先足先が氷のように冷たくなってしまったり。体の機能は使われないと怠けてしまうため、いざというときにうまく働かなくなってしまうのです。エアコンを使うのは悪いことではありませんが、暑さ、寒さを感じられる時間をつくることも子ども時代にはとても大事なことです。

自律神経をきたえるためにするべきことは、とても単純！　暑くても寒くても、外に出て活発に動くことです。これだけで、子どもの体は自然に体温調節機能を発達させていきます。夏はたっぷり汗をかいて体温を下げ、冬は活発に動いて体をあたためる。もちろんこまめに水分補給をする、夏は午前中や夕方、冬は日の高い時間に遊ぶなど、安全に遊ぶための対策は必要です。でも、そこさえ気をつけれぱ、外遊びには自律神経にいい刺激がいっぱい！　走り回って、汗をかいて、子どもは強く育ちます。

9

ちょっとだけ冒険できる遊びで自律神経を育てる

こんないいことが！

1 想定外の刺激に瞬時に対応する力が身につく

2 全身を動かす運動で反射神経がきたえられる

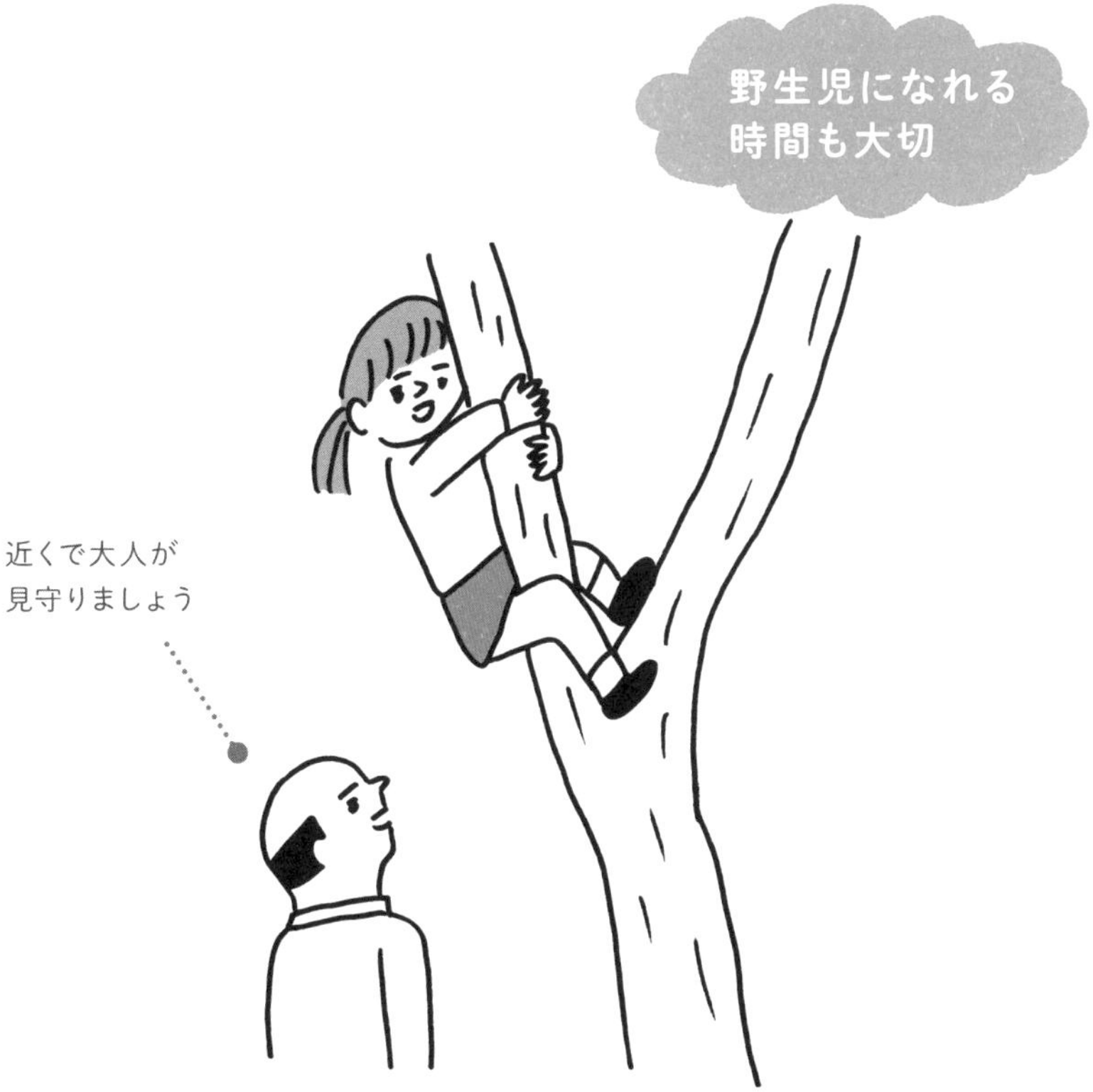
野生児になれる
時間も大切
近くで大人が
見守りましょう

子どもを自由に遊ばせていると、ヒヤッとするような場面にもたくさん出くわしますね。つい「転ぶから走らないで!」「そんなところに登ったら危ない!」と止めたくもなりますが、ちょっと待って。自律神経は、生命の危機を感じたときに最もよく発達します。予想外のことがたくさん起こる遊びの時間こそ、自律神経をきたえる格好のチャンスなのです。

自律神経の出発点は〝からだの脳〟のなかにあります。ここは原始的な生存本能をつかさどる場所。入ってきた刺激に瞬時に反応する体験を積むことで、自律神経や反射神経がきたえられます。転んだり、すりむいたり、痛い思いをすることもあるかもしれません。でも、それも大切な経験です。もちろん道路では遊ばない、大人がいないところで火遊びをしないなど、ルールは必要です。大人の役目は「けがをしないように見守る」こと。ちょっとの危険には目をつむり、手助けしたい気持ちをぐっとこらえて待ちましょう。

10

大泣きも大歓迎！どんどん感情を外に出させて

こんないいことが！

1 喜怒哀楽の全身表現で自律神経を強力に刺激！

2 感情を出してもいい、という安心感が生まれる

マイナスな感情も受け入れて

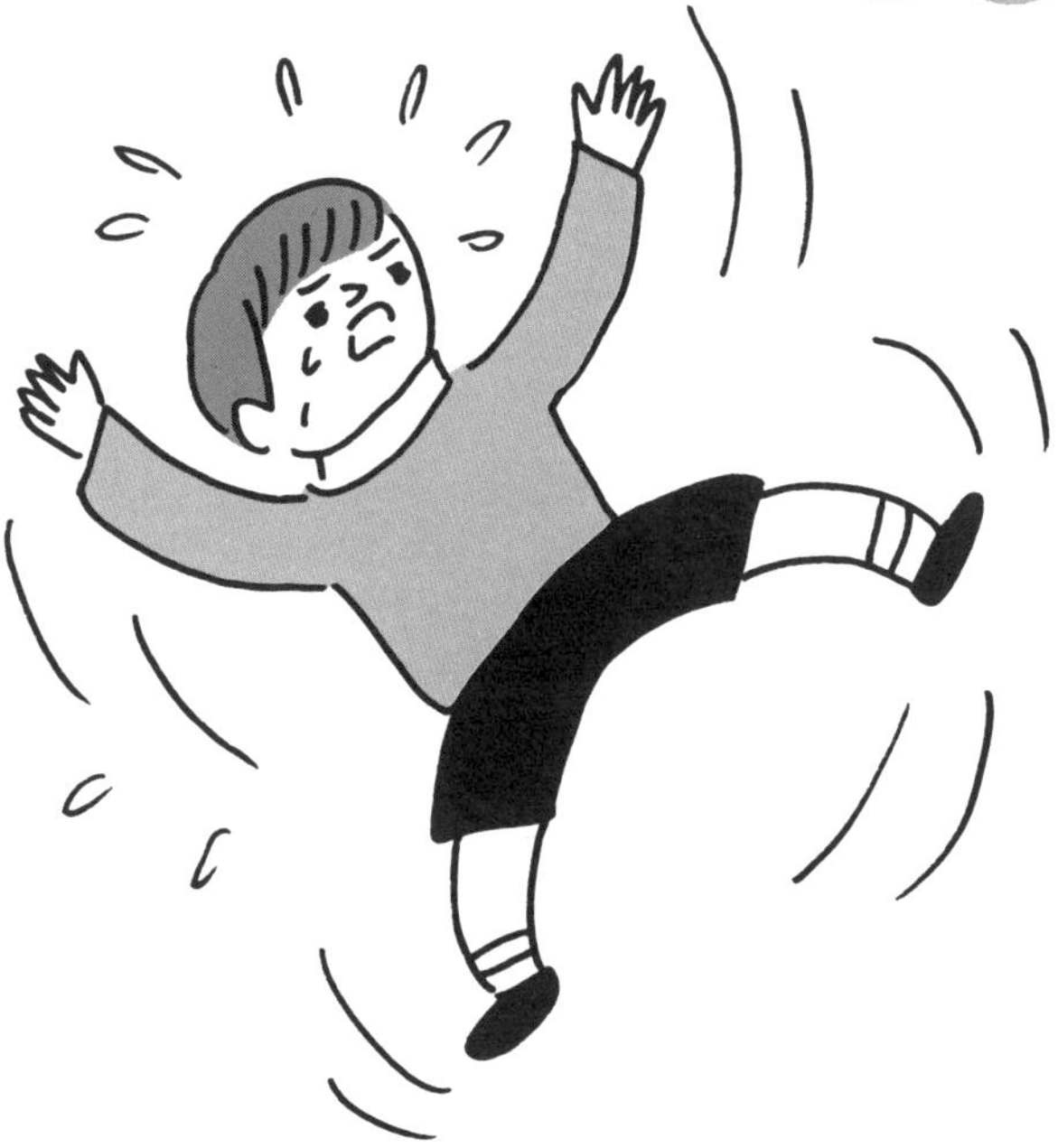

いつもニコニコ笑顔で、嫌なことがあっても泣いたり、怒ったりしないのがいい子、というイメージはありませんか？　これは大きな間違い。自律神経を育てるためには、ネガティブな感情も必要です。喜びがあるから、もやってみようと意欲がわくし、不安や怒り、恐怖があるから、危険から逃げることができるのです。楽しかったら「キャー！」と喜ぶし、悲しかったら「うわーん」と泣くし、腹が立ったら「やだー！」とジタバタして全身で感情を表現する。自律神経が刺激されて、それによって反応が起こっているわけで、動物時代の子どもにとって至極真っ当な姿です。

子どもは、ネガティブであれポジティブであれ、どっさりいろいろな感情を出すべきです。子どもが大泣きしたり、ケンカしたり、カンシャクを起こしたりすることがあったなら、ぜひ「よし、いいぞ！」と喜びましょう。子ども時代に、感情を抑え込む必要なんてありません。どんどん感情を出すことで、心も豊かに育っていきます。

□ 11

動物とふれあう機会をもとう

こんないいことが！

1 リラックスして副交感神経が優位になる

2 自律神経が活性化して、気分がアップ

動物の体温を感じてみよう

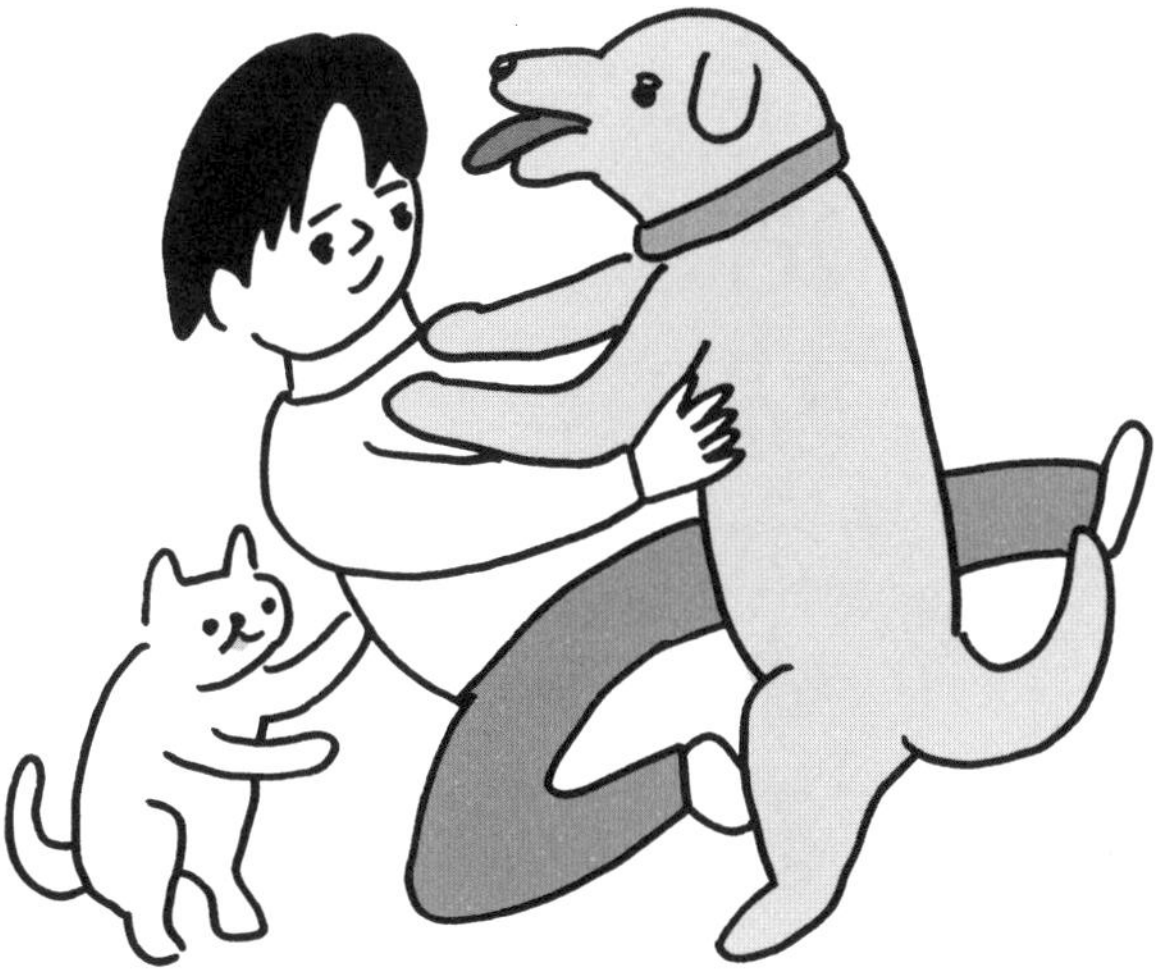

指先の脈波をはかることで、自律神経を分析できる機械があります。これを用いて、動物とふれあう前後の自律神経を測定する実験が行われました。すると、ふれあいのあとは、どの参加者（大人と子ども）も心拍数が低下して、副交感神経が優位になり、自律神経の活性度を示す心拍標準偏差（SDNN）が上がることが確認されました。これは、緊張がほどけ、心身ともにリラックスしていることを示すデータです。さらに唾液中のアミラーゼを調べると、濃度が低下。アミラーゼは、ストレスを感じると濃度が高くなることが知られています。アミラーゼ濃度の変化も、リラクセーション効果を裏づけることになりました。

ふれあう動物は、犬や猫、うさぎ、爬虫類なんでもOK。ペットを飼うのはもちろん、動物園のふれあいコーナーなどに出かけるのもいいですね。そっとなでたり、手のひらにのせたり、体温や息づかいを感じることで心身が癒やされ、自律神経も元気になります。

※実験は「子育て科学アクシス」において2018年度に実施。

いいこと習慣

12

ぬり絵や粘土、工作などの創作活動をする

こんないいことが!

1 創作に没頭するうちに、呼吸が深まる

2 ストレスにもへこたれない自律神経に

自由にのびのび描いてみよう

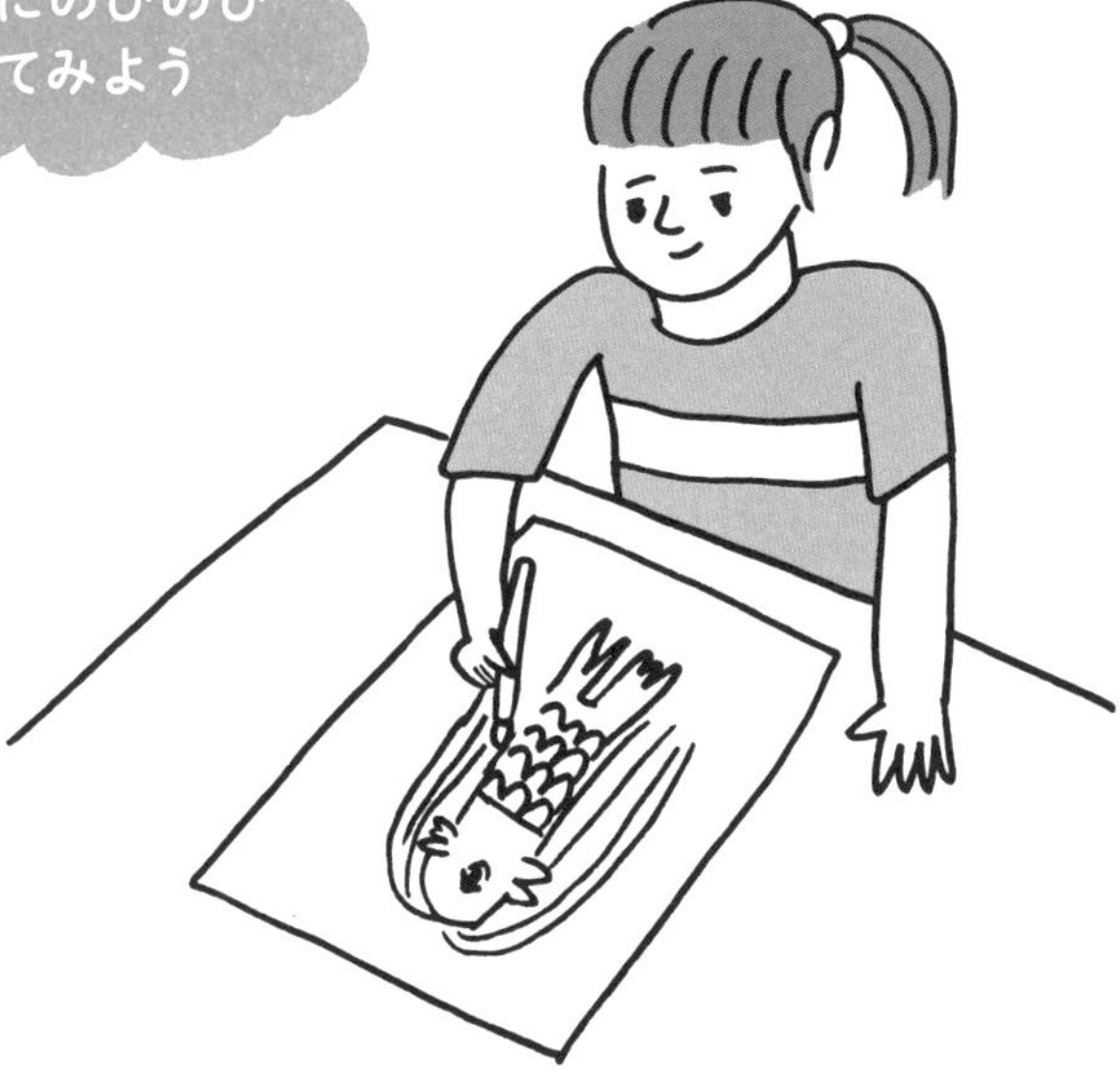

ぬり絵や切り絵など、アートのワークショップも自律神経をきたえるのに効果的である、という実験結果があります。動物とふれあったときと同様に（56〜57ページ参照）、心拍数が低下し、副交感神経が優位になるとともに、自律神経の活性度がアップすることが確認されています。創作活動に没頭すると、自然と呼吸が穏やかになります。それが、心拍が低下する理由。ただ、心拍が落ち続けては全身に血液が送れませんね。そこで、交感神経もしっかりスタンバイして、副交感神経とせめぎ合うのです。これが自律神経の活性度が上がっている状態で、体調の変化にも瞬時に対応できる自律神経へときたえられています。

80分ほどのワークショップで自律神経の数値がみごとに改善し、参加者自身も「気分がよくなった」「イライラが消えた」といったプラスの変化を感じたと回答しています。折り紙やパズル、お絵かきなどでも同じ効果が得られます。上手に描こう、作ろうと思わず、子どもの自由にやらせることが大事！

※実験は「子育て科学アクシス」において２０１６年度、２０１７年度に実施。

13

体を動かすリズム遊びで筋肉を刺激して

こんないいことが!

1 筋肉からの刺激で自律神経が活性化する

2 セロトニン神経を刺激してキレにくい子に

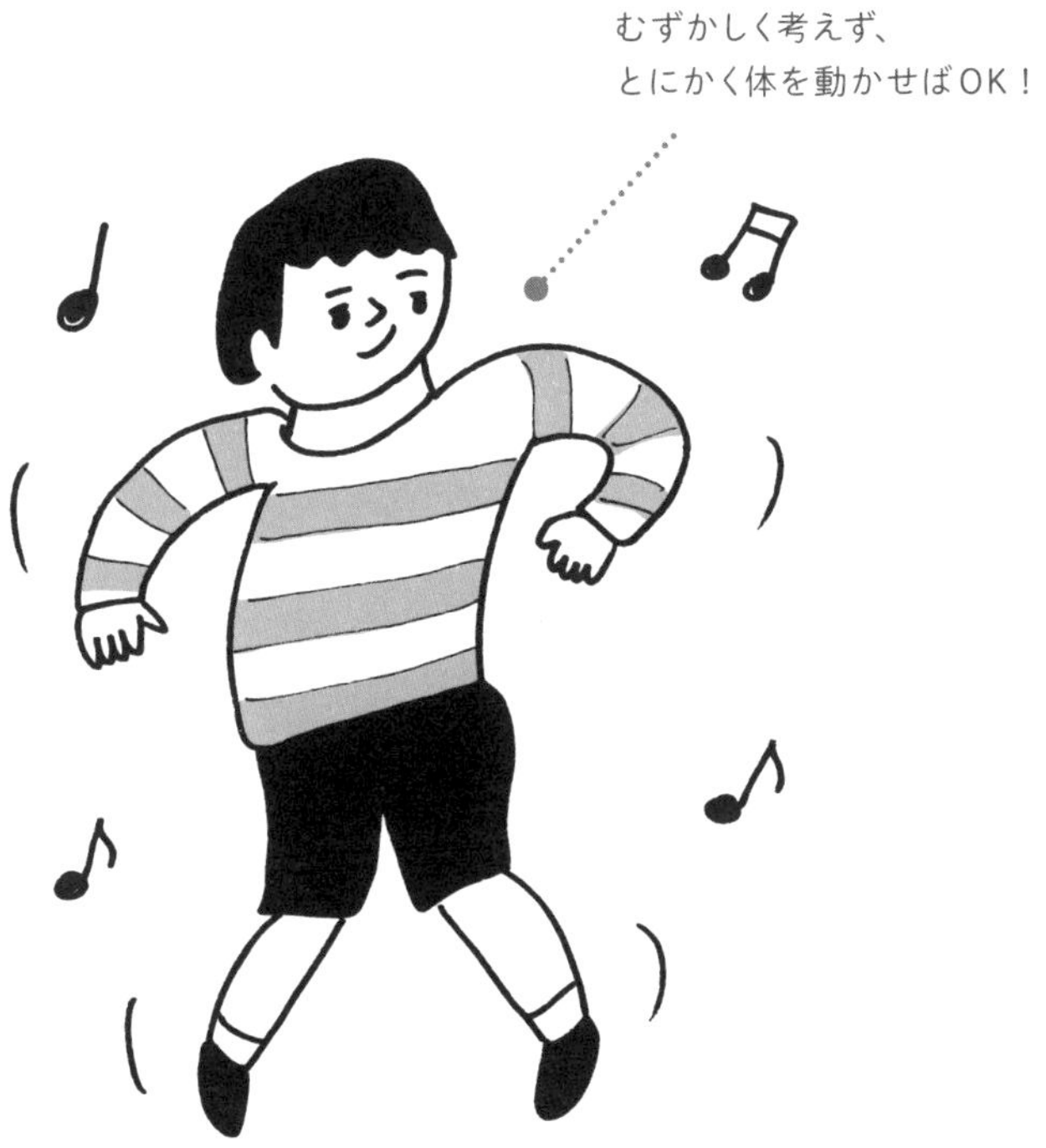
むずかしく考えず、
とにかく体を動かせばOK！

リズミカルに体を動かす運動は、筋肉からの刺激で自律神経に働きかけてくれるもの。また、体を動かすと、セロトニンの分泌を高める効果があることも知られています。実際に、保育園で3カ月リズム遊びをしたら、子どもたちの自律神経の数値が活性化した、という研究データもあります。

音楽に合わせてダンスやエクササイズができれば理想的ですが、「きちんと振りつけどおりに動かなきゃ」と身構える必要はありません。はいはいで追いかけっこしたり、布団の上でゴロゴロ転がったり、足指じゃんけんで遊んだりするだけでも、りっぱなリズム運動になります。咀嚼もリズム運動のひとつなので、ガムをかんだり、食事のときにゆっくりかむことを意識させたりするだけでも十分。もっと小さい子の場合は、お母さんにくすぐられて手足をバタつかせるだけでも、脳が活性化することがわかっています。時間やメニューにとらわれず、手軽に楽しめることからとり入れましょう。

※実験は文部科学省「リズム遊びで早起き元気脳」実行委員会が2008年度に実施。

14

1日1回はぎゅっとハグしてスキンシップ！

こんないいことが！

1 緊張がほどけて副交感神経が活性化

2 愛情ホルモンが分泌されて、心が安定する

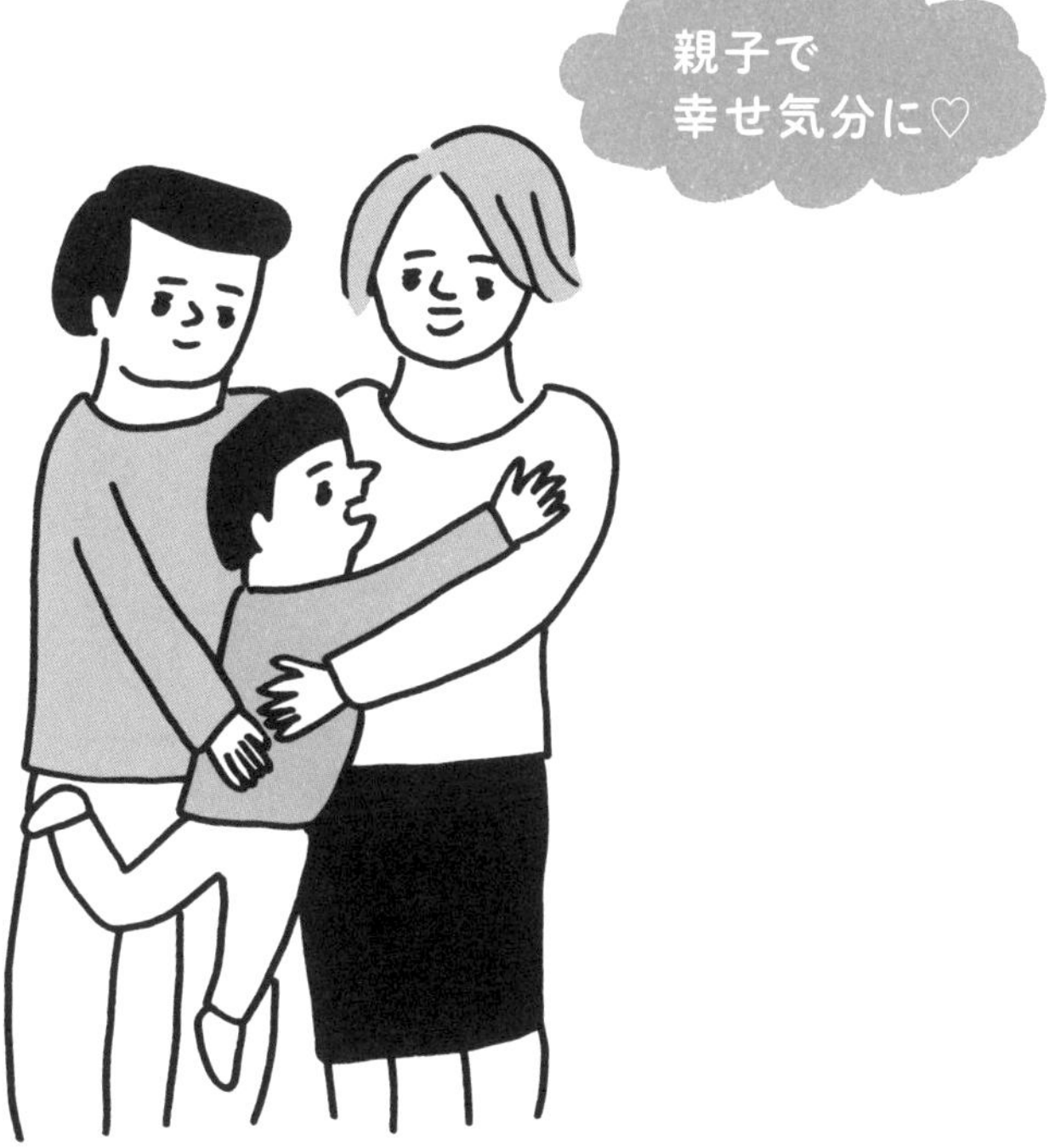

大好きなお父さん、お母さんに抱かれる心地よさは、何よりも子どもに安心感を与え、リラックスさせてくれるもの。副交感神経が優位になり、心もゆったり落ち着きます。

また、スキンシップをとると、脳からは愛情ホルモンの異名をとる「オキシトシン」が分泌されます。オキシトシンは、社会性や思いやりを育むときに活躍する神経物質。お母さんが母乳をあげているときにもたくさん分泌されることが知られています。スキンシップは、キレにくい子を育てることにも一役買ってくれるわけです。

一日の終わりにぎゅっとハグをすれば、親子ともに幸せな気分に。副交感神経が優位になって、ぐっすり眠れるでしょう。また、朝、起こすときに抱っこをしたり、毛布にくるまってゴロゴロじゃれ合うのもおすすめです。大笑いして起きれば、すっきり目覚めて一石二鳥ですね。

15

夕食は、就寝の1〜2時間前までに終える

こんないいことが！

1 寝るまでに消化が進む

2 眠りにつきやすくなる

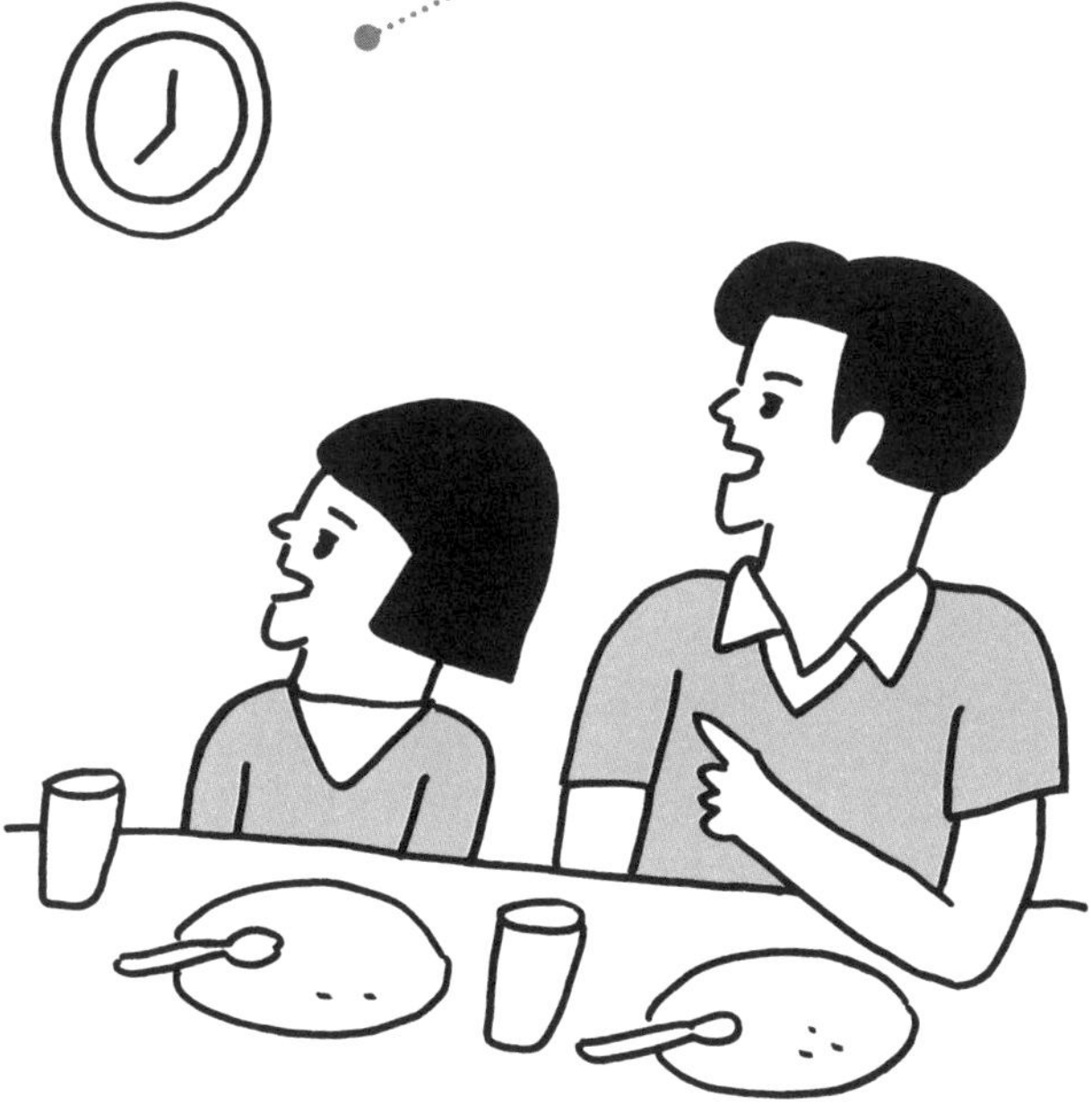

食べたものが消化され、胃から十二指腸まで移動するのには40分～1時間かかります。寝る直前に食事をすると、おなかが重苦しく、圧迫されて、なかなか寝つけないのはこのためです。「夕食は寝る3時間前までに」と耳にしたことがある人も多いでしょう。

けれど夜8時～9時くらいには眠りにつきたい子どもの生活リズムから考えると、寝る3時間前に夕食をとるのは難しい、という家庭も多いはずです。優先すべきは、夕食後3時間あけることよりも、夜8時～9時には寝かせることです。夕食は消化のいい軽めのメニューにし、寝る1時間前までに終えるように意識しましょう。野菜たっぷりのスープ、おじややリゾット、にゅうめんなど、胃に負担がかからない食事がおすすめ。揚げ物や大量の肉類、食後の甘いスイーツなどは、消化に負担がかかります。「夕食は質素でOK」と考えれば、帰宅が遅くなった日もパッと準備して食卓につくことができるはず。

16

温冷交互浴で自律神経のトレーニング

こんないいことが！

1 交感神経と副交感神経を同時に刺激！

2 疲労回復や免疫力アップにも効果的

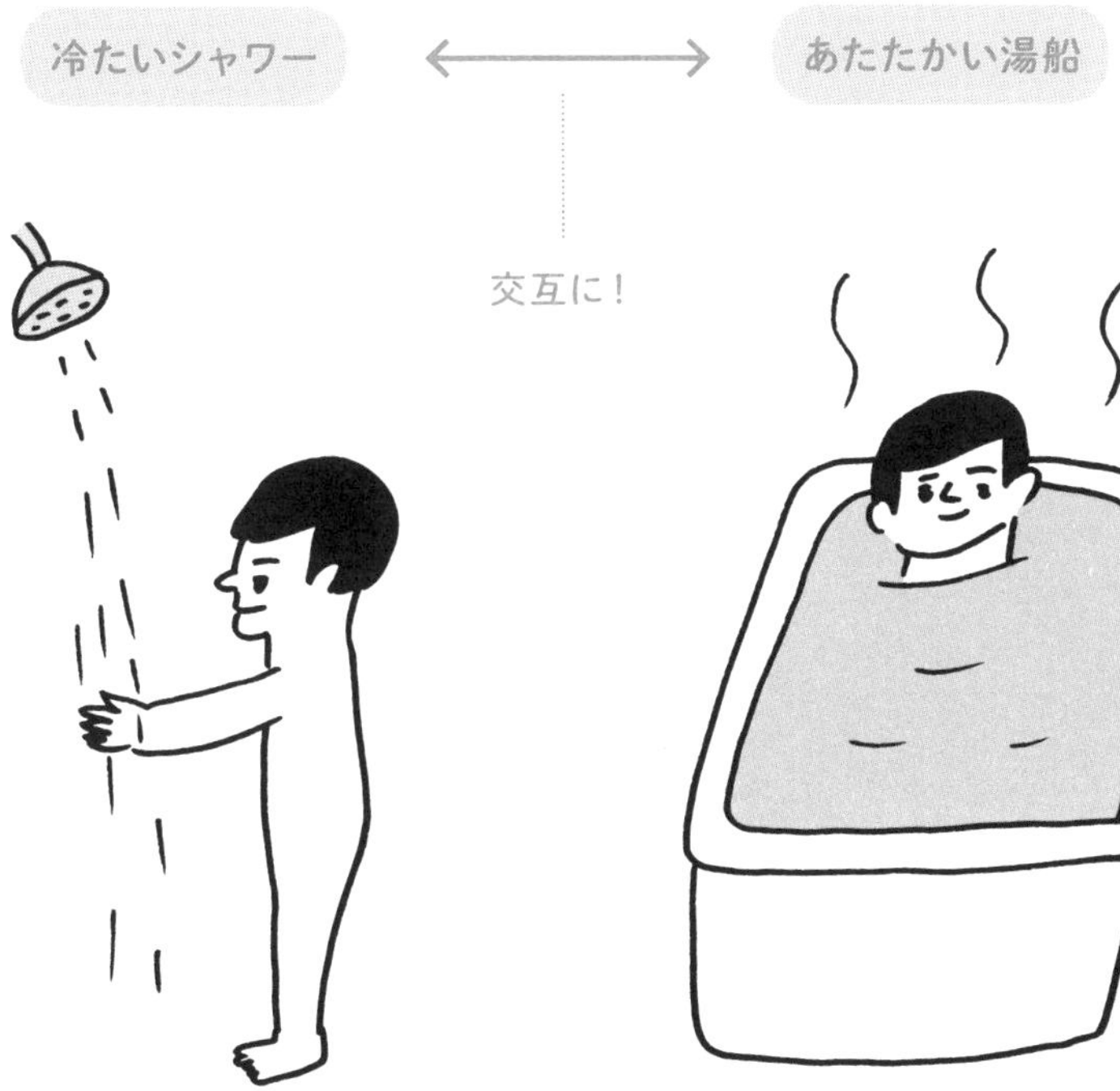

お湯と水で、体に交互に温冷刺激を与える「温冷交互浴」という入浴法があります。疲労回復や免疫力アップに効果があり、スポーツ選手が練習後にとり入れていることでも知られています。

この温冷交互浴は、手軽に自律神経をきたえるトレーニングとしてもおすすめです。温度変化を人工的に起こすことができるので、自律神経の強化にうってつけなのです。熱いお湯につかると体があたたまり、血行が促進されて交感神経が優位に、冷たい水をかけると、ほてりが鎮静化されて副交感神経が優位になります。

温冷交互浴のやり方は簡単。湯船につかったあと、冷たいシャワーを手先、足先からゆっくりかけてあげればＯＫです。サウナに入ったあと、水風呂につかるのも温冷交互浴のひとつですね。

子どもの様子を見て疲れがたまっているとき、元気がなさそうなときには、温冷交互浴をすすめてみましょう。

17

夜8時〜9時には電気を消して寝る準備をする

こんないいことが！

1 メラトニンが分泌されて眠くなる

2 副交感神経が優位になってぐっすり眠れる

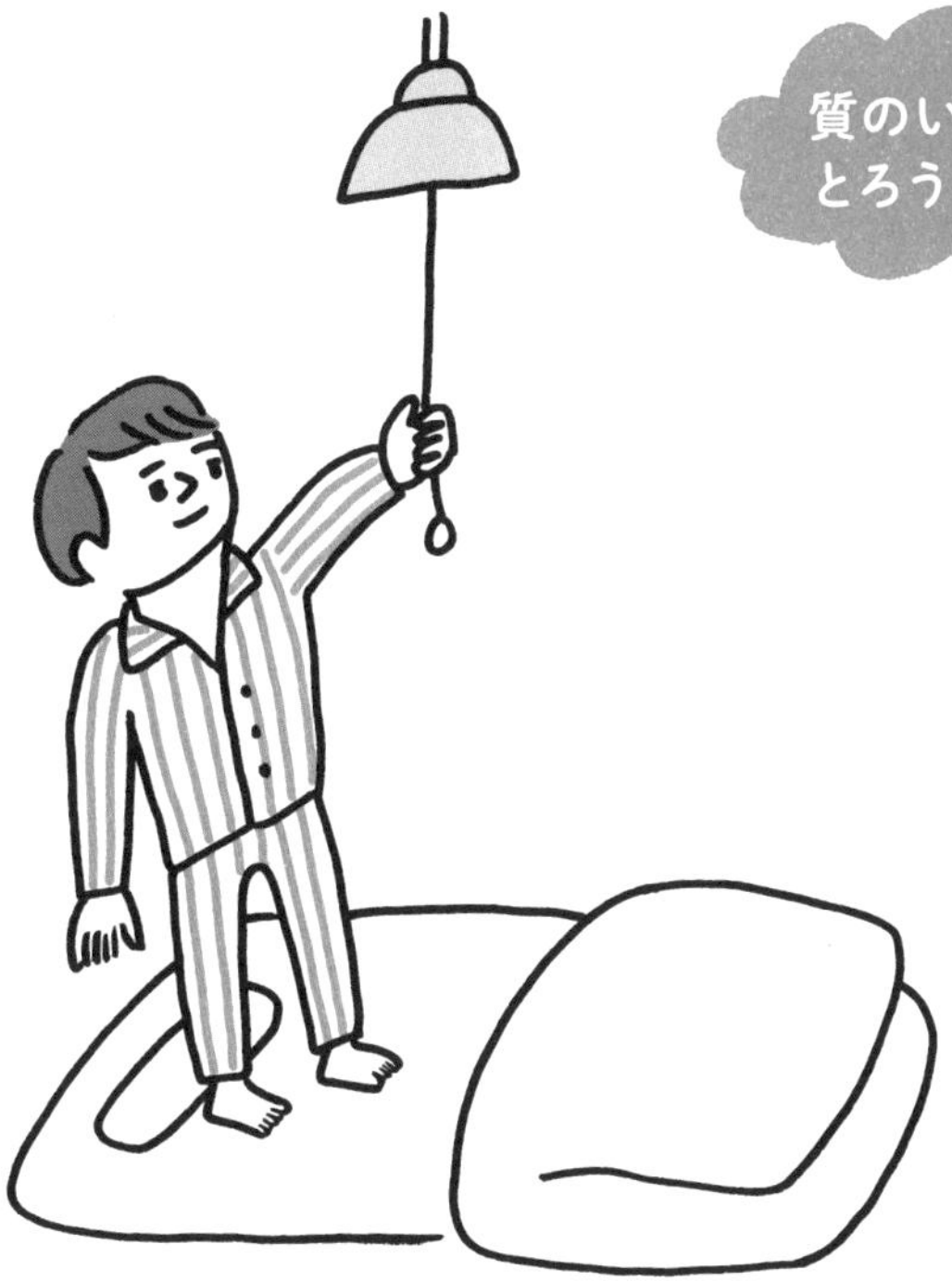

質のいい睡眠をとろう！

動物は、日が沈んだら安全な場所で体を休めます。昼行性の動物である人間だって、基本は同じ。「夜遅くまで起きていたら危険！」と感じるくらいの脳をつくることが大事です。

日本で暮らす子どもは、世界からみても睡眠時間が少なく、寝不足ぎみといわれます。朝になったら、窓を開けて太陽の光を浴びることが大事なのと同じように、寝る時間になったら電気を消し、「暗い」という刺激を与えましょう。

寝るときは、部屋を真っ暗に。豆電球ほどの明るさでも、眠けを誘うメラトニンの分泌に影響があることがわかっています。ただ、小さい子どもは、真っ暗闇をこわがることもありますね。その場合は、ベッドサイドに小さなランプをつけておいてもかまいません。ぐっすり眠ったら、電気は消しましょう。

決まった時間に眠る習慣ができていない場合は、朝早く起こすところから始めます。日中にたくさん活動し、夕方以降は自然に眠くなる生活リズムをつくりましょう。

いいこと習慣
コラム①

年齢別・自律神経が整う生活リズム

子どもの成長にともなって、一日のタイムスケジュールも少しずつ調整していきましょう。何より大事なのは、朝起きる時間と夜寝る時間を決めること！　年齢に合わせた睡眠時間を確保することが大切です。「そろそろ寝る時間だよ」「もうテレビは消そうね」などと声をかけ、メリハリのある生活が送れるようサポートを。

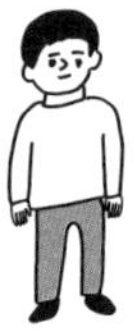

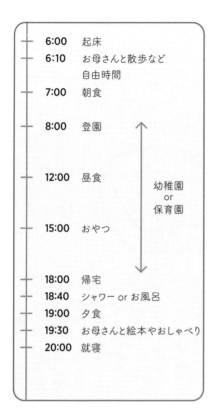

5才

6:00	起床
6:10	お母さんと散歩など 自由時間
7:00	朝食
8:00	登園
12:00	昼食
15:00	おやつ
18:00	帰宅
18:40	シャワー or お風呂
19:00	夕食
19:30	お母さんと絵本やおしゃべり
20:00	就寝

（8:00〜18:00）幼稚園 or 保育園

保育園から帰るともう18時。就寝まで2時間しかないので、お風呂に入るのは朝にして、夜はシャワーで汚れを流すだけでもOK。お母さんも21時ごろには寝て、朝は5時に起床して家事や仕事の準備ができると理想。

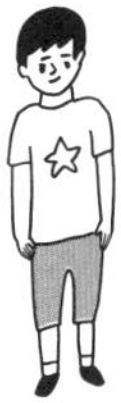

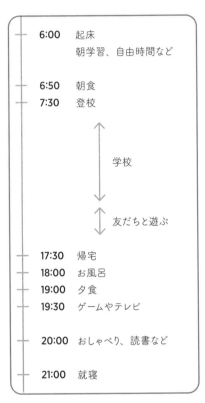

9才

- 6:00　起床
  朝学習、自由時間など
- 6:50　朝食
- 7:30　登校
- ↕ 学校
- ↕ 友だちと遊ぶ
- 17:30　帰宅
- 18:00　お風呂
- 19:00　夕食
- 19:30　ゲームやテレビ
- 20:00　おしゃべり、読書など
- 21:00　就寝

頭がすっきり働く朝のうちに、宿題や塾の課題などを進めましょう。宿題が終わらなくても、朝ごはんの時間になったら切り上げさせます。テレビやゲームは寝る1時間前までと決めて、ルールを守らせましょう。

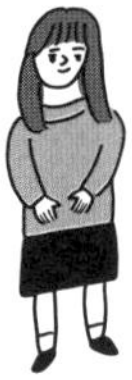

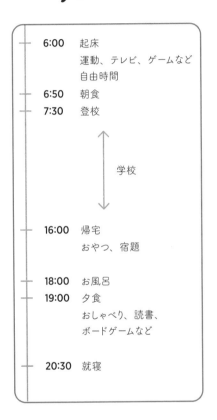

7才

- 6:00　起床
  運動、テレビ、ゲームなど
  自由時間
- 6:50　朝食
- 7:30　登校
- ↕ 学校
- 16:00　帰宅
  おやつ、宿題
- 18:00　お風呂
- 19:00　夕食
  おしゃべり、読書、
  ボードゲームなど
- 20:30　就寝

学童などで帰宅時間が遅くなる場合は、入浴を朝食前にするのもおすすめです。宿題などは学童ですませてくれれば、勉強時間も確保できますね。夕食後は、家族でとりとめのないおしゃべりなどをして静かに過ごして。

第2章

子どもに睡眠は何より大切！

ぐっすり眠り、すっきり目覚めるための習慣9

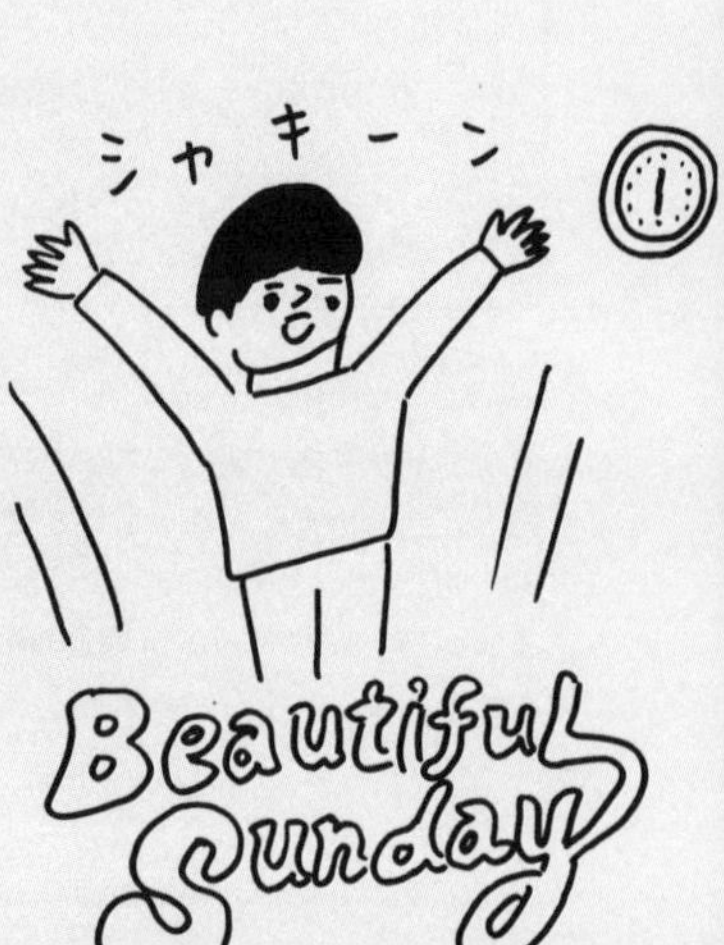

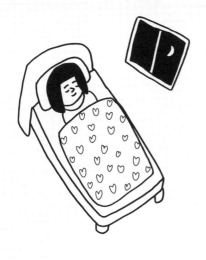

眠りと自律神経には密接な関係があります。特に、睡眠不足は自律神経の乱れにおおいに影響あり。この章では、睡眠をしっかり確保するための生活リズムのつくり方、ぐっすり眠るための工夫やよい目覚めのためのコツを紹介します。

子どもの寝不足は危険！
睡眠ファーストの子育てをしましょう

子どもにとっての睡眠は、単なる休息ではありません。睡眠は、脳の発達にも大きな役割をはたしています。よく「寝る子は育つ」といいますが、まさにそのとおり。親は、子育てにおける睡眠の重要度をしっかり理解しておく必要があります。

日本に暮らす子どもたちは世界的にみても睡眠時間が短く、寝不足ぎみであると報告されています。日本全国の小学生の平均睡眠時間は8時間15分（「幼児健康度に関する継続的比較研究」日本小児保健協会 2011）。「8時間寝ても足りないの？」と驚いたお父さん、お母さんも多いかもしれませんね。子どもたちに必要な睡眠時間はどのくらいだと思いますか？　小学生の理想の睡眠時間は、おおよそ10時間。全国平均では、必要な睡眠時間に2時間も足りません。

なぜ、子どもは大人よりもたくさん眠る必要があるのでしょうか。睡眠の仕組みから考えてみましょう。睡眠には、ノンレム睡眠とレム睡眠の2種類があります。ノンレム睡眠は、脳や体を休めるための睡眠です。深い眠りで脳と体の疲労回復を行うとともに、成長ホルモンを大量に分泌して成長期の体をつくっています。ノンレム睡眠のあとには、レム睡眠がやってきます。目覚めてはいないものの、記憶の整理と定着のために脳は活発に活動！　ストレスを緩和する働きもしています。

一晩でノンレム睡眠とレム睡眠を4～5回くり返すのが、十分な睡眠時間の目安です。大人はノンレム睡眠とレム睡眠がおおよそ90分周期に定まっていますが、子どもの場合はまだこのリズムが整っていません。**効率よくノンレム睡眠、レム睡眠を交互にくり返せないため、大人よりも長めの睡眠が必要なのです。**

睡眠不足の弊害は、さまざまなところにあらわれます。

寝不足が続けば、とりきれなかった疲労が少しずつたまっていきます。疲労が蓄積すると、日中も交感神経の活動が活発になりません。交感神経がちゃんと働いてくれなければ、危険に直面したときもとっさに適応することができません。睡眠不足は、子どもの命にかかわることでもあるのです。

また、日中、一生懸命勉強しても、睡眠が足りなければ学んだことを記憶として定着させられません。睡眠が足りないばかりに、勉強に対する苦手意識が芽生えてしまうことだってありえます。

さらに、睡眠には、論理的思考力や感情の安定に欠かせないセロトニン神経を育てる働きもあります。年齢に合った正しい睡眠がとれていないために、「キレやすい」「ちょっとのことで心が折れてしまう」といったもろさを抱えてしまう子も……。

「うちの子、睡眠不足かも！」と気づいたら、それが悪循環から抜け出す第一歩です。脳の神経回路や自律神経は、何才からでもつくり直すことができます。ただし、「早く寝なさい！」「夜ふかししたらダメ！」としかるだけでは、なかなか習慣は変わりません。親子で「睡眠ファースト」の生活を送ることが大事！　子どもはもちろん、お父さん、お母さんの生活の質もぐんと向上するはずです。

いいこと習慣

1

5才なら10時間、9才なら9時間の睡眠時間を確保！

こんないいことが！

1 寝ている間に脳や体が発達する

2 一日の疲れをすっきり回復し、免疫力が高まる

睡眠時間はけずっちゃダメ！

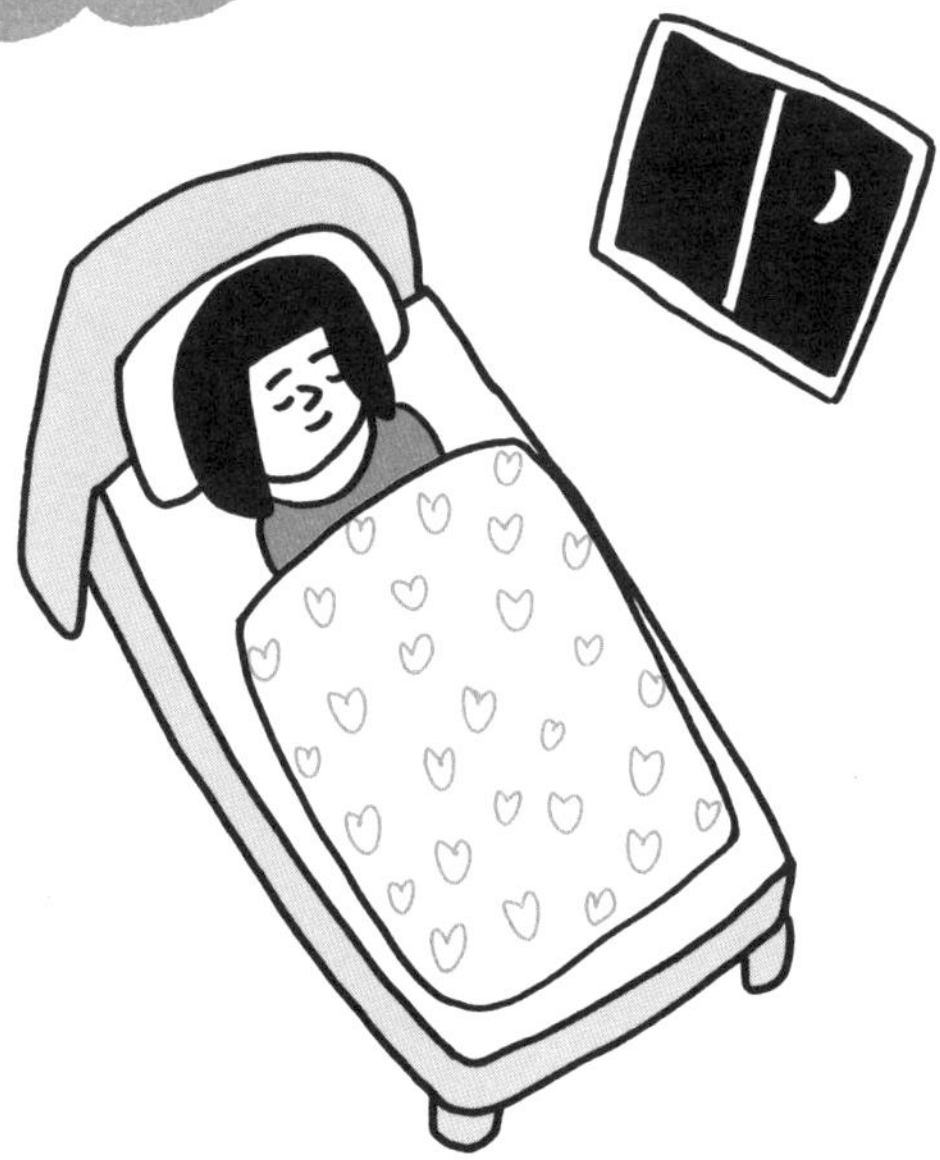

子どもの睡眠は、年齢ごとに必要な時間が決まっています。脳や体を適切に発育させるためには、発達の段階に応じた睡眠をとることが大切。大人の都合や予定で変えていいものではないのです。世界的な小児医学の教科書では、5才では11時間、9才でも10時間の睡眠が必要だとされています。この睡眠時間を確保することが、子育ての最優先課題と考えましょう。ただ、どうしてもむずかしい場合は理想からマイナス一時間を目標に。5才なら夜8時に、9才なら夜9時には寝て、朝6時に起きるという生活です。

「睡眠時間が同じなら、夜10時に寝て、朝8時に起きてもいいのでは？」という疑問があるかもしれません。でも、これでは家を出るまでの時間が十分にとれません。バタバタ準備してかけだすようでは、交感神経への切りかえがしっかり行えません。午前中から元気に活動するためにも、夜、決まった時間に寝かせることが大切です。

いいこと習慣

2

朝は6時には起きて、朝時間を活用！

こんないいことが！

1 家を出るまでに交感神経が優位に切りかわる

2 頭がクリアだから何をやるにも集中力が高い！

朝6時に起きるのが理想

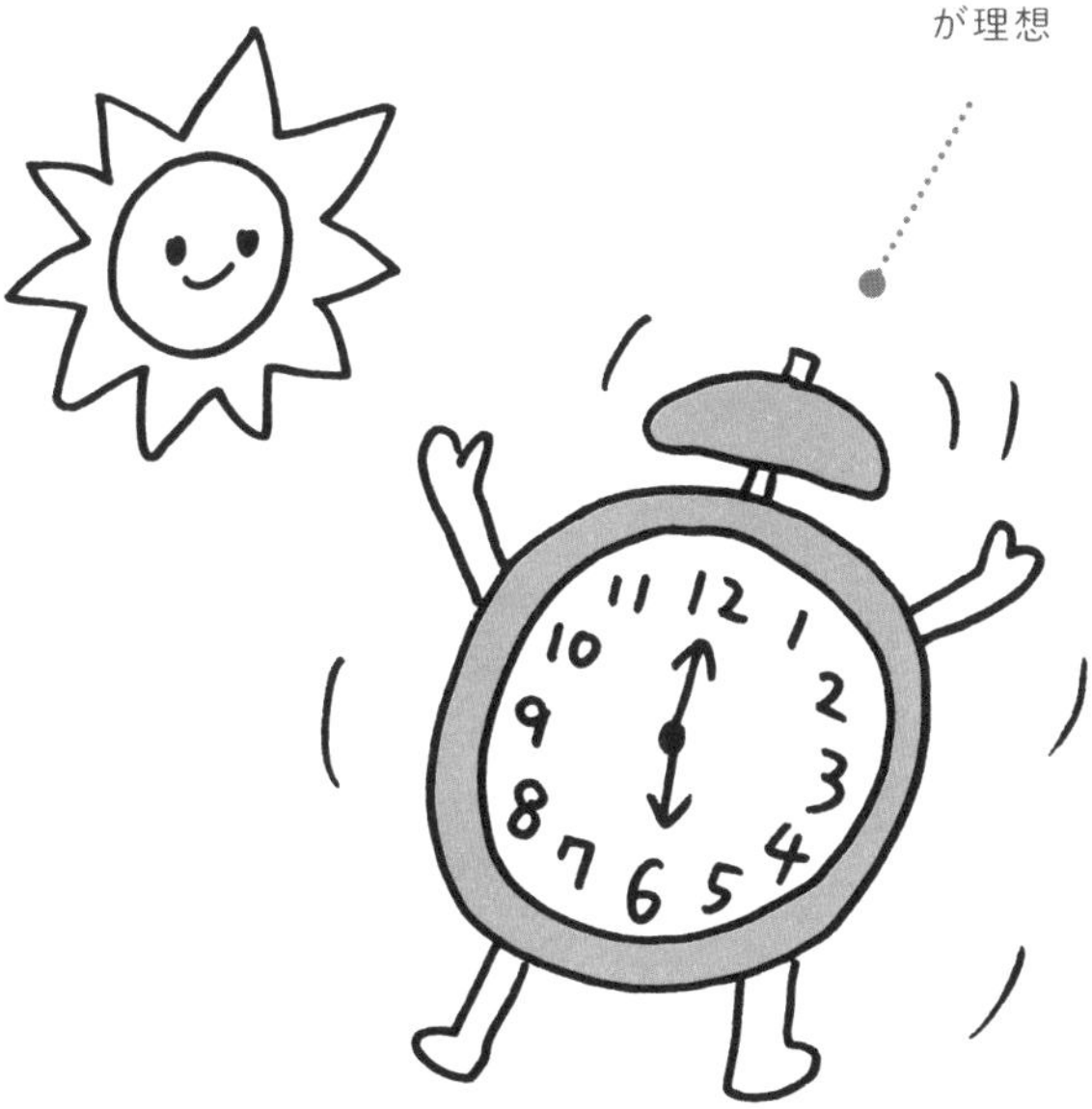

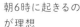

夜8時〜9時には寝ることを徹底すると、夜、子どもが自由に使える時間はどうしても短くなります。夕食を食べ、お風呂に入ったり、明日の準備をしたりしているうちに、あっという間に寝る時間。「見たいテレビがあるのに」「宿題が終わってないよ！」と子どもから不満が出るかもしれませんね。でも、心配いりません。やりたいことは、朝早く起きてやってみて。夜はゆっくり、朝はバタバタの生活をぐるりと転換させ、朝時間をゆったり有効に活用する毎日へとシフトしましょう。

朝は6時までに起きることを目標にしてみましょう。目が覚めたら、まず朝日を浴びることから一日をスタート。家を出るまでに2時間ほどあれば、宿題をしたり、録画したテレビ番組を見たり、親子で朝ごはんをいっしょに作ったりすることもできます。朝の2時間をどう活用するか、子どもの自由にまかせるのもおすすめ。時間感覚を身につける効果も期待できます。

いいこと習慣

3

早起きが苦手な子には「朝ミッション」を

こんないいことが！

1 早起きのモチベーションになる

2 大人に頼られ自尊心が高まる

朝ミッションで目覚めすっきり！

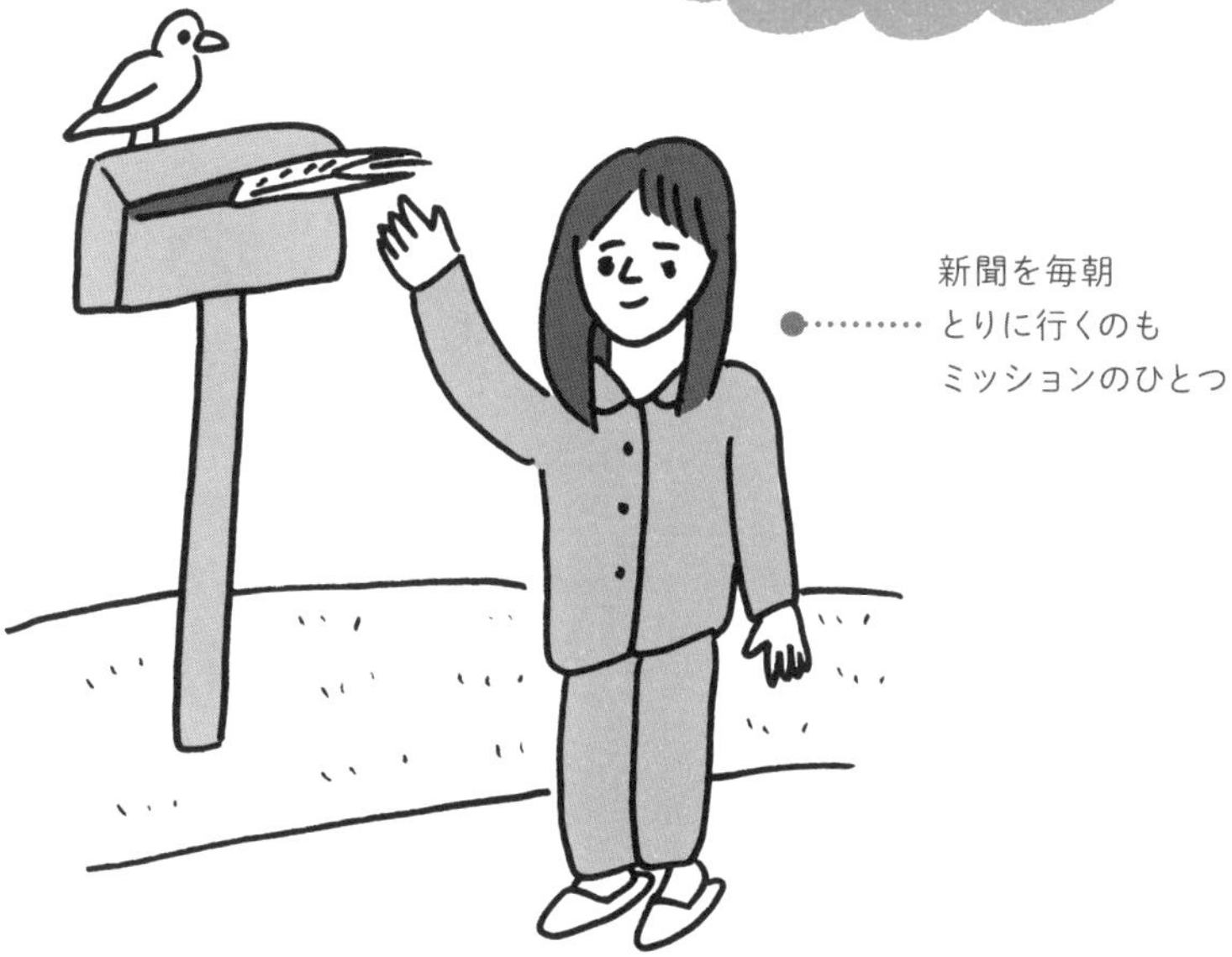
新聞を毎朝
とりに行くのも
ミッションのひとつ

「早起きは苦手、夜のほうが元気で活動的」という子どももいるでしょう。眠くない子どもを無理に寝かせるのは、至難のわざ。無理やり布団に入れても、なかなか寝つかないものです。

生活リズムの改善は、「寝かせる」よりも「起こす」ことから始めるのが成功のポイント。どんなに寝るのが遅かったとしても、朝6時になったら、カーテンを開けて部屋を明るくしましょう。数日は睡眠不足になりますが、1週間ほどで早寝早起きのリズムが定着します。

どうしても朝が苦手な子には、「朝ミッション」が有効です。たとえば「外に出て天気を見てくる」「お母さんと犬の散歩に行く」「朝ごはんを作る」「新聞をとってくる」。年齢に応じて、その子が無理なくできるミッションを設定してあげましょう。「○○のおかげで助かるよ」「いっしょに散歩に行ってくれると、お母さんもうれしい」。お父さん、お母さんから頼りにされる誇らしさが、早起きのモチベーションになります。

いいこと習慣

□ 4

休日の寝だめは逆効果！平日のリズムを守って

こんないいことが！

1 安定して良質な睡眠がとれる

2 月曜日の朝も起きるのがつらくなくなる

休日も朝から元気いっぱいが理想

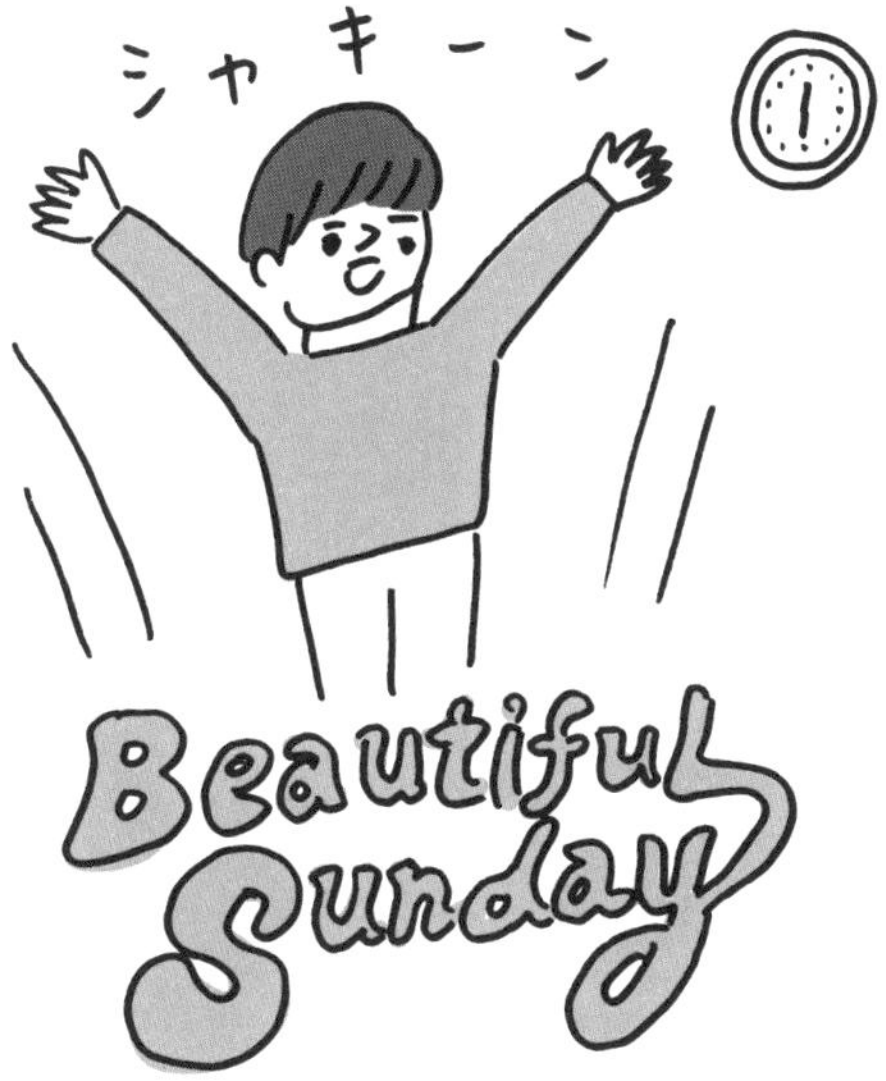

「予定のない休日は、ゆっくり朝寝坊するのが楽しみ！」という人も多いですよね。特に早寝早起き生活をスタートさせると、「平日はがんばっているから、週末くらいはゆっくり寝かせてあげたい」と思うお父さん、お母さんも多いようです。

けれど、休日にたくさん寝たからといって、脳や体がよけいに休まるわけではありません。それどころか、週末の寝だめは平日の睡眠の質を確実に下げることがわかっています。平日と週末で睡眠リズムを変えると、そのズレを体は「時差」だと誤解してしまいます。ソーシャル・ジェットラグ（社会的時差ボケ）と呼ばれるもので、思い当たるところがある大人は多いはず。時差ボケを解消して体内時計を元に戻すには、数日かかるといわれます。せっかくでき上がったよい生活リズムを、休みのたびにくずしてしまうのはもったいないですね。起床時間、就寝時間はなるべく変えないように気をつけましょう。

いいこと習慣

5

4才以降は昼寝はさせず夜の睡眠を大事に

こんないいことが!

1 寝つきがよくなる

2 ぐっすり眠れるようになる

徐々に昼寝をなくしていこう

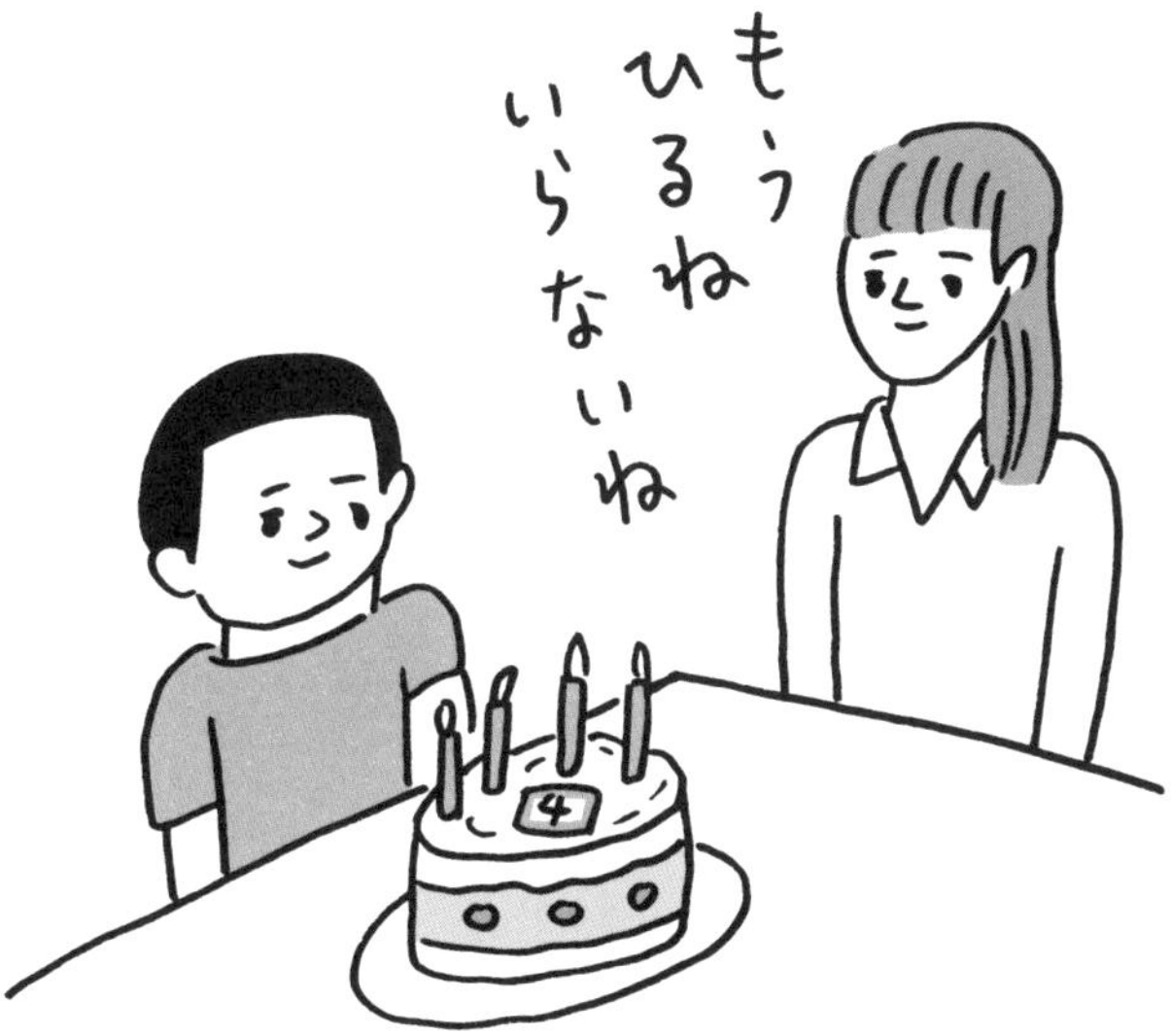

小さい子どもの場合、昼寝の習慣が夜の睡眠に悪影響を及ぼしているケースもあります。

1才のころは午前と午後に1回ずつ、1時間程度の昼寝をするのが一般的。2才ごろには午後に1回、1時間半程度の昼寝で十分になり、3～4才には昼寝の必要はなくなります。4才ごろになると、「朝になったら活動し、夜になったら眠る」という体内リズムが完成し、夜に連続して深い睡眠をとれるようになるためです。4才になっても昼寝をしたがる場合は、夜の睡眠が十分にとれていない可能性があります。4才児の睡眠時間の目安は約11時間です。十分な睡眠時間を確保できているか、見直してみましょう。

昼寝が夕方4時以降にかかると、夜になっても眠くならず、就寝時間がずれ込んでしまう原因に。昼寝をする場合も3時までには起こし、少しずつ時間を短くしていくといいでしょう。日中はたっぷり体を動かし、夜、ぐっすり眠れるようにすることも大事です。

6

夜ふかし厳禁！睡眠が大事なわけを子どもに教える

こんないいことが！

1 自分から布団に入るようになる

2 睡眠が大事と子ども自身が理解する

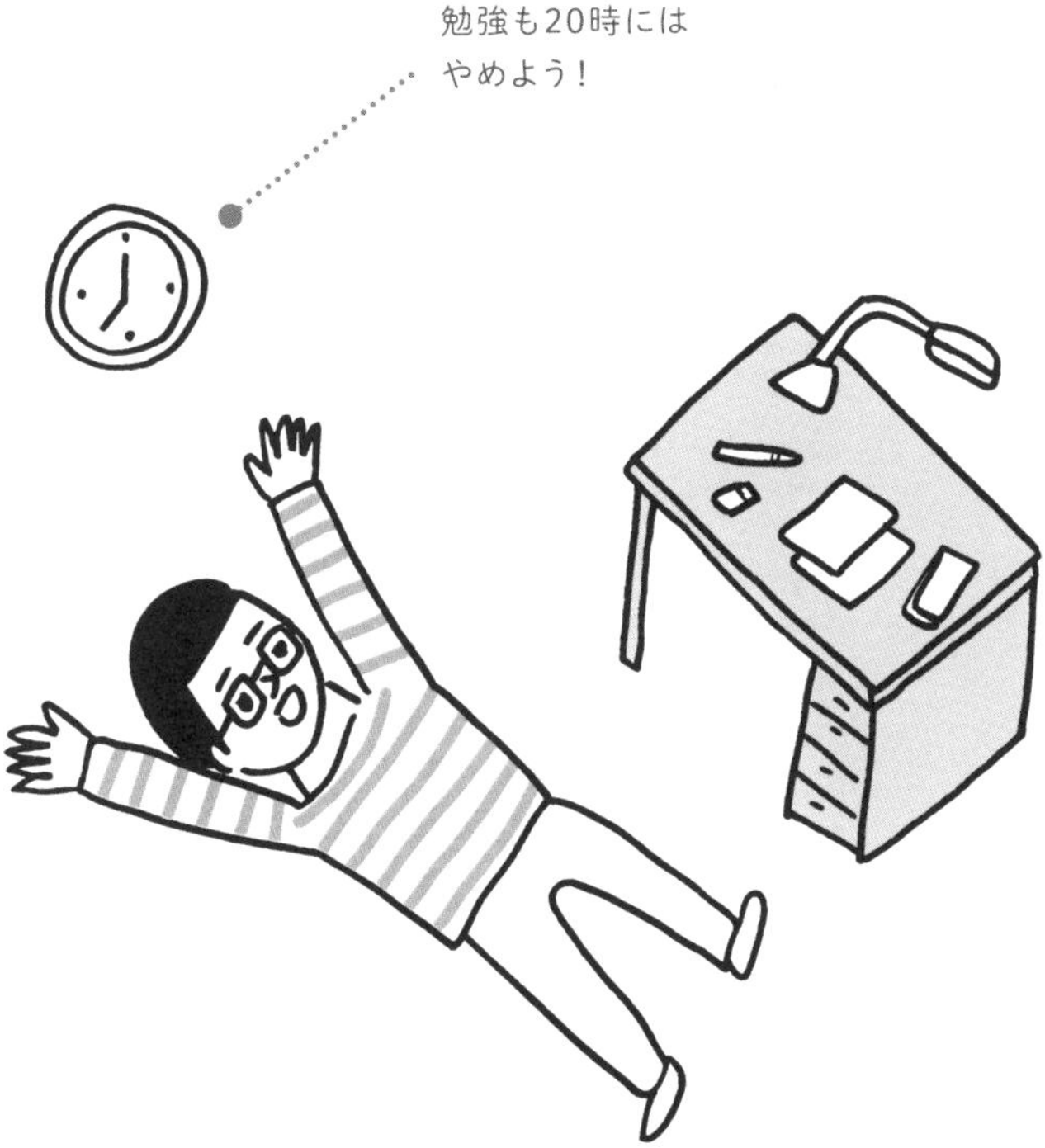

幼稚園や学校から帰っても、塾や習い事で一日の予定がぎっしり詰まっている、という子も多いですね。「サッカー選手になりたい!」「バレリーナになりたい」など、子ども自身の希望でがんばっていることもあるでしょう。自律神経がしっかり育っている子なら、夜は自然と眠くなるものですが、それでも「もっとやりたい!」「あと少し、起きていたい!」と眠けをがまんしようとしてしまうこともあるかもしれません。

そんなとき頭ごなしに「寝なきゃダメ!」「朝やりなさい!」としかっても、子どもは素直に受け入れられません。睡眠がなぜ大事なのか、その理由をきちんと伝えていくことも必要です。「サッカー選手になるには、体を強くしなきゃいけないよね。寝ている間に成長ホルモンが出て、背を伸ばしたり、体を強くしてくれるんだよ」。こんなふうに子どもの夢や目標にからめて睡眠の重要性を教えていきましょう。

7

時間のない夜はシャワーにして睡眠時間を優先させて

こんないいことが！

1
食後にゆったり過ごせる時間がふえる

2
寝るまでに体温が下がり、寝つきがよくなる

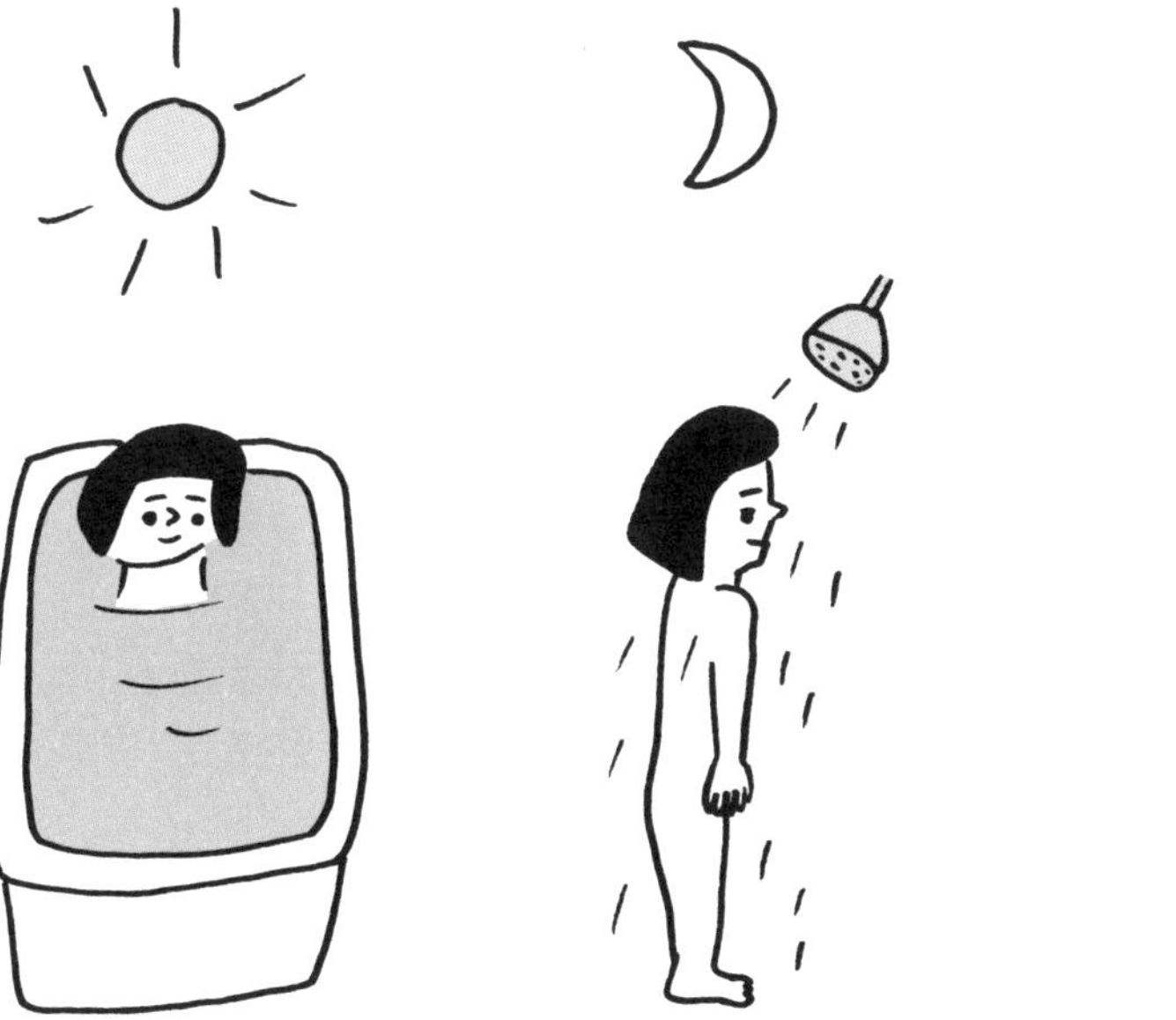

シャワーだけでは疲れがとれない、毎日湯船につかることが大切、と思い込んでいる人が多いようです。リラックスできるイメージのお風呂ですが、実は、入浴中、体は決してリラックス状態ではありません。体があたたまると心臓の拍動が早くなり、交感神経が優位に。体は緊張・興奮モードに入るわけです。

寝る前には体温が下がり、副交換神経の働きが優位にならなければいけません。こう考えると、寝る直前に入浴などで体をあたためるのは、自律神経の働きに逆行しています。また、食事のすぐあとにお風呂に入るのもおすすめできません。副交感神経を働かせて消化を活発に進めたいときに、交感神経のほうが強まってしまうからです。

寝つきをよくするためにも、消化のためにも、夜の入浴は夕食前がベストです。夜はシャワーだけでサッとすませ、湯船につかるのは朝にするのもよいでしょう。交感神経が優位になる朝風呂は、一日のスタートに最適です。

いいこと習慣

8

寝る1時間前からはテレビやスマホを見せない

こんないいことが！

1 メラトニンの分泌を邪魔する光刺激をシャットアウト

2 眠りの質がよくなり、ぐっすり安眠

寝る直前までテレビを見るのはNG

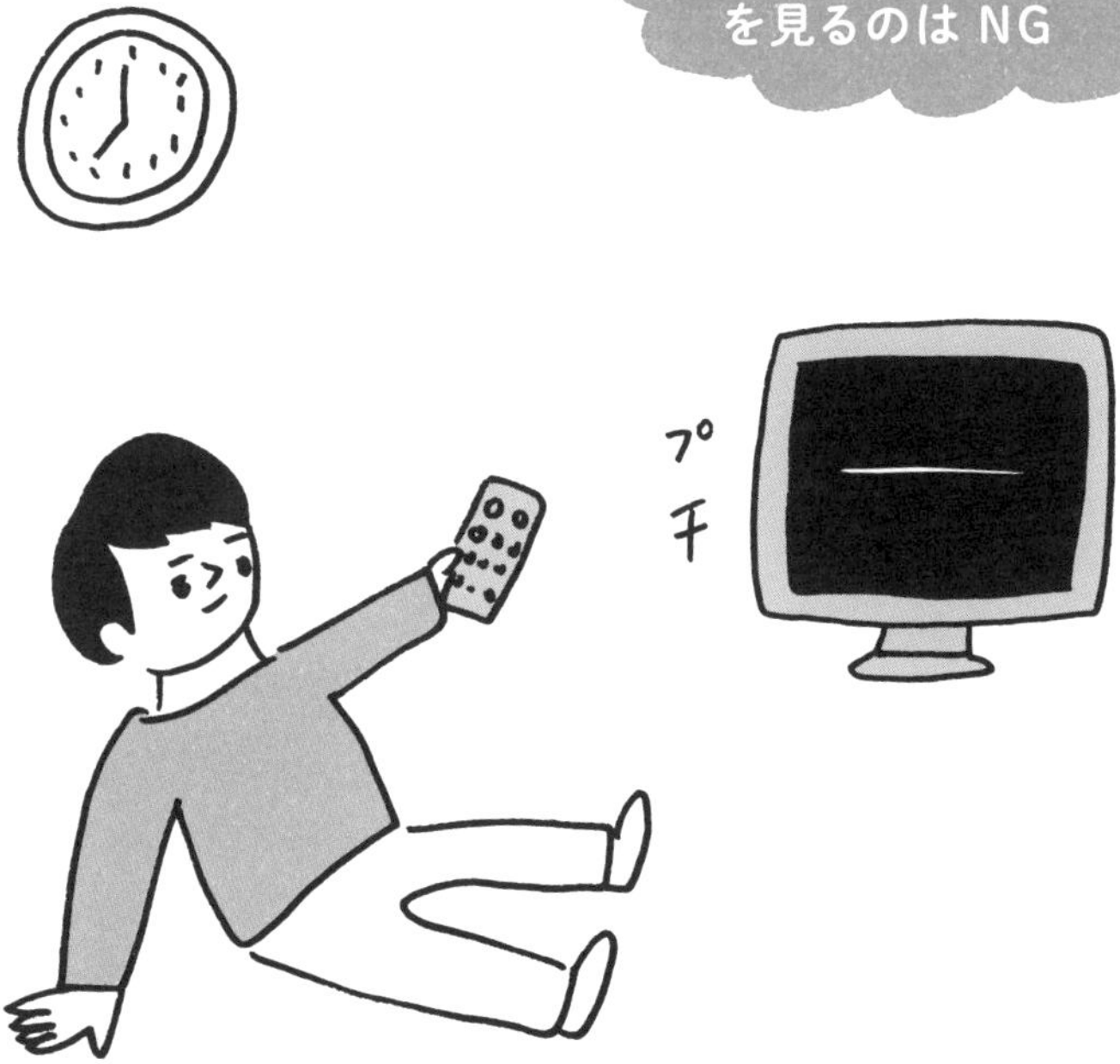

目に入る光の刺激が少なくなり「暗い」と感知すると、副交感神経が働いて眠りにつく準備を始めます。同時に、脳の中にある松果体という器官からはメラトニンというホルモンが分泌されます。メラトニンは自然な眠けを促す作用があるほか、酵素の毒素から体を守り、細胞の老化やがん化を抑制する働きもある、とても大切なホルモンです。

テレビやスマホ、ゲーム機などの強い光は、交感神経を刺激し、寝つきを悪くするうえ、メラトニンの分泌量を減らしてしまうこともわかっています。メラトニンが不足すると、入眠困難、ちょっとした物音でも目が覚めるなど、睡眠の質も低下します。女の子の場合は、乳幼児期からメラトニン不足が続くと、早発月経の原因となることも知られています。

寝る1時間前からは、テレビ、スマホ、タブレットなどのメディアにふれないよう、親が主導権をにぎってコントロールしましょう。夜寝る前は、読書やボードゲームなどで静かに過ごすのがおすすめです。

9

寝る前にほんのり甘いホットミルク

こんないいことが！

1 リラックスして副交感神経が優位に

2 ノンカフェインだから睡眠に影響しない

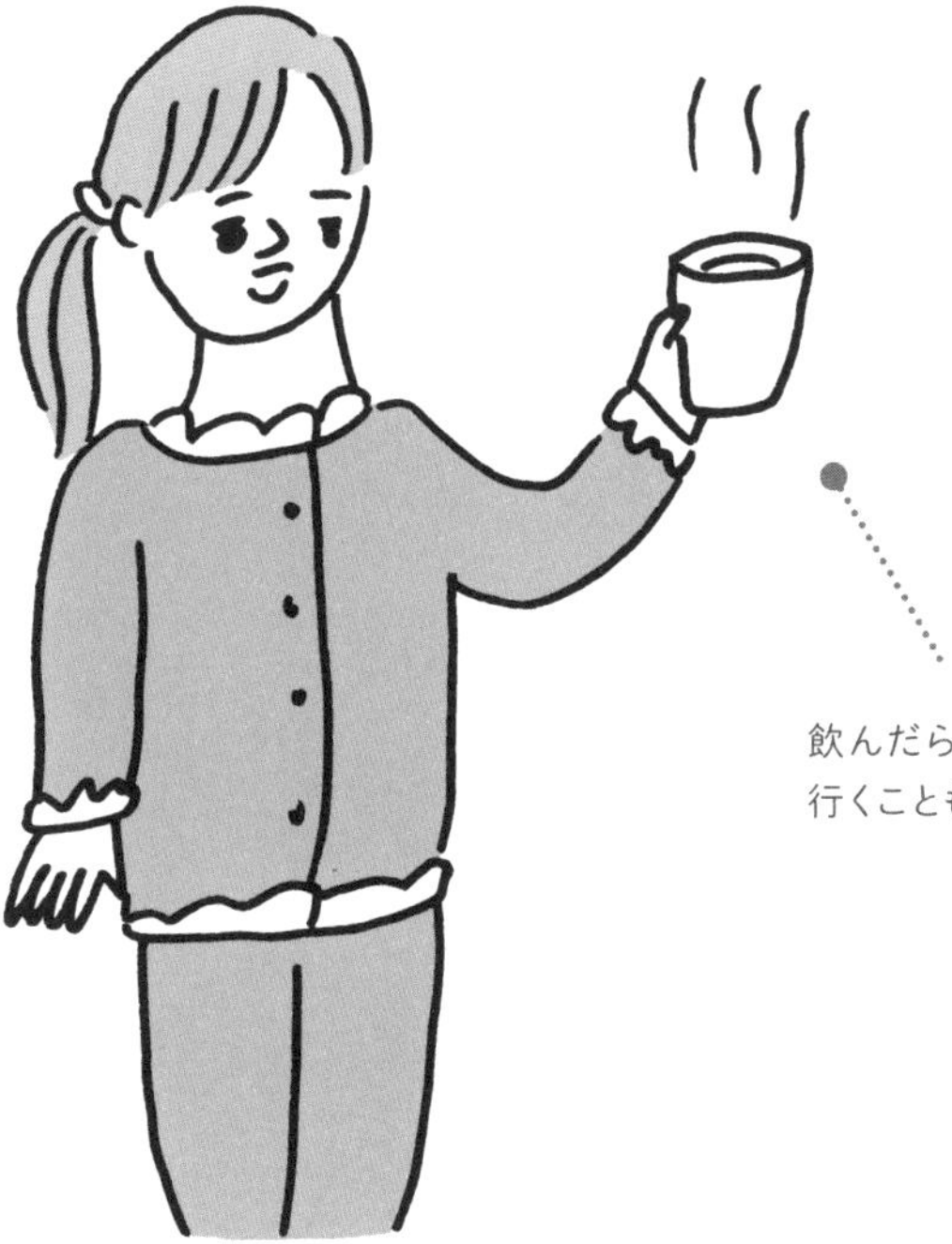

飲んだらトイレに
行くこともお忘れなく！

夜8時から9時までには寝かせようとすると、夕食から就寝まで1〜2時間しかあけられない、ということも多いでしょう。夕食は消化に負担をかけないよう、ごく軽めにするのがおすすめです。油っぽい食事のほか、カフェインなど刺激が強い食品も避けましょう。カフェインの影響は、口に入れてから6〜8時間続きます。

反対におすすめなのは、ホットミルクに砂糖やはちみつを入れたものや、ノンカフェインの紅茶やハーブティーにすりおろししょうがをとかしたものなど。副交感神経が優位になり、リラックス効果をもたらしてくれます。

寝る1時間前からは、部屋の明かりを少し落とし、ゆったり過ごすのがおすすめ。ホットミルクやジンジャーティーを飲みながら、親子で1日の出来事を話したり、絵本を読んだりと、ゆったりくつろぐ時間をもてたら最高です。心身ともに落ち着き、幸せな気分で眠ることができるでしょう。

いいこと習慣
コラム②

成田奈緒子先生発！ ウチの〝睡眠ファースト〟育児

自律神経の乱れに悩む多くの子どもたちをサポートしてきた、小児科医で発達脳科学者の成田奈緒子先生。「とにかく睡眠第一！」を徹底していたという、育児中の日々をふり返っていただきました。

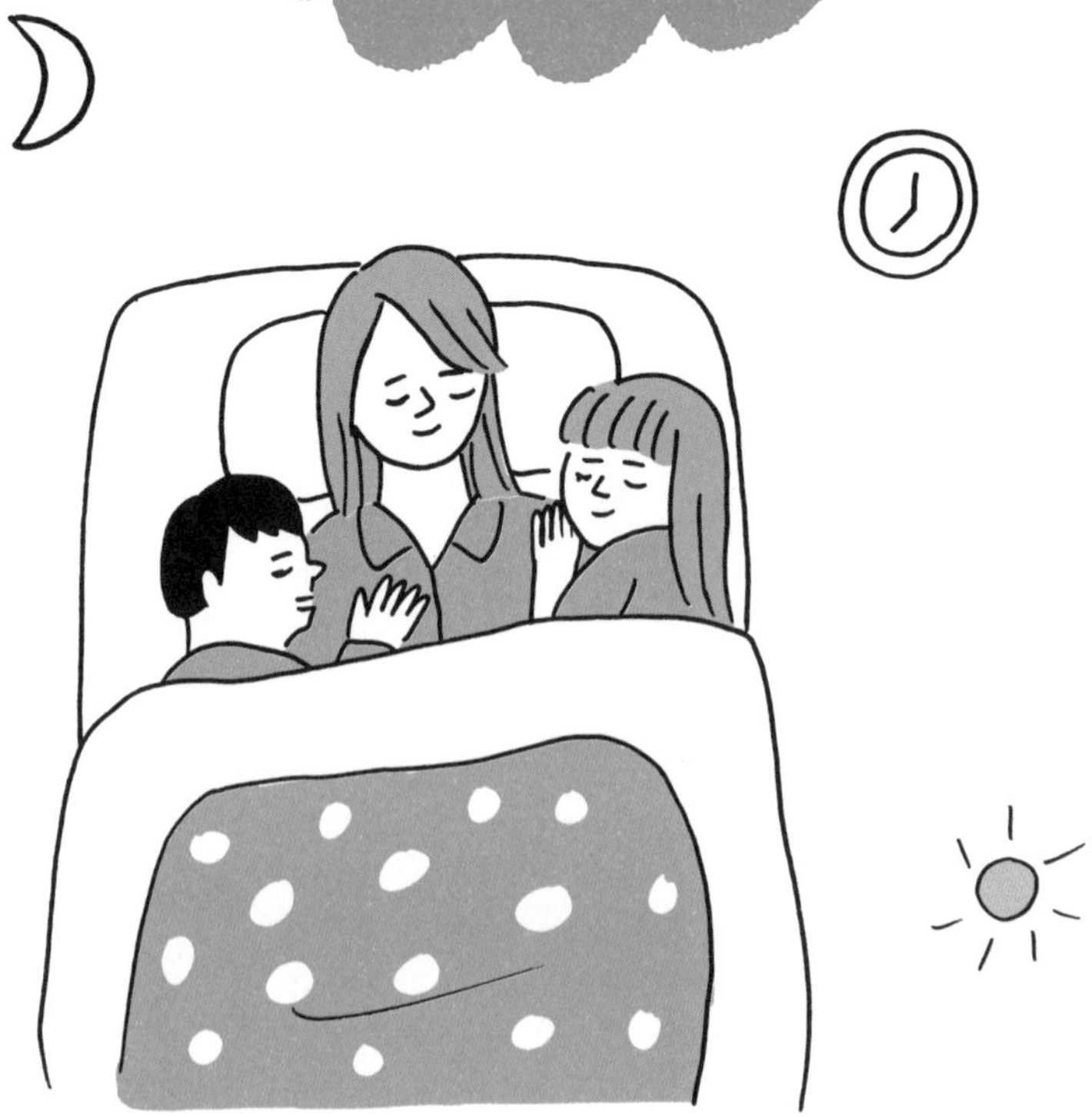

「私も共働きで、娘を1人育てました。ですから、夜8時に子どもを寝かせるのがいかに大変か、痛いほどにわかります。すべてをちゃんとしようと思うと、パンクしてしまいますよね。ですから、〝勉強なんかしなくていい、8時には寝なさい〟というのが私の育児モットー。宿題が終わっていなくても、見たいテレビがあっても、とにかく夜8時に寝るのは、成田家の鉄のオキテでした。帰宅が遅くなった日は、お風呂をパスし、体をふいて寝かせたこともあります。

私自身も、夜は副交感神経を優位にしてゆっくり過ごしたい。そうしないと、すぐに不調があらわれてしまうのです。帰宅後に手の込んだ夕食を作るなんてとても無理。夕食は、いつも朝ごはんの残りや野菜スープなど、質素なものでした。そのかわり朝は4時ごろに起きてアクティブに動き回ります。朝から揚げ物、お肉どっさりのメニューもよく登場していましたね。夕食の分まで多めに作っておくと、帰宅してからもパパッと準備ができてラクでした。

娘はもう大学生になりましたが、受験期も塾に通ったことはありません。私も「勉強しなさい」と言ったことはなし。それでも自発的に朝学習をし、希望の大学に入学しました。

子育てのゴールは、子どもの自立です。自分で考え、自分で選んで行動できるようになること。あれもこれもと先回りして与えるのではなく、子どもが自分で考えられるように待つことが大事だと思います」

第3章

ちょっとの工夫で変わる!

朝から食欲モリモリになれる習慣11

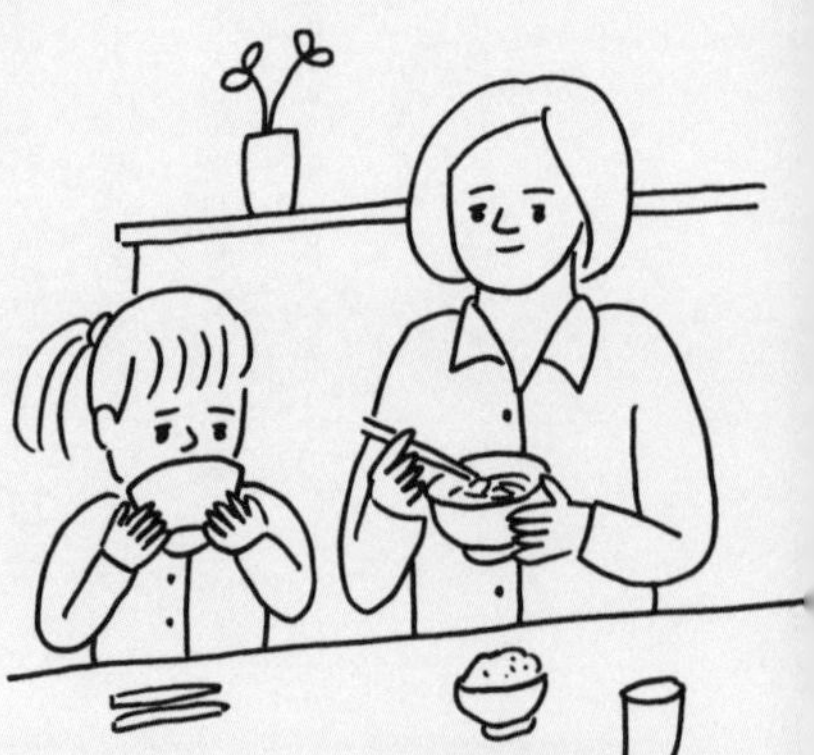

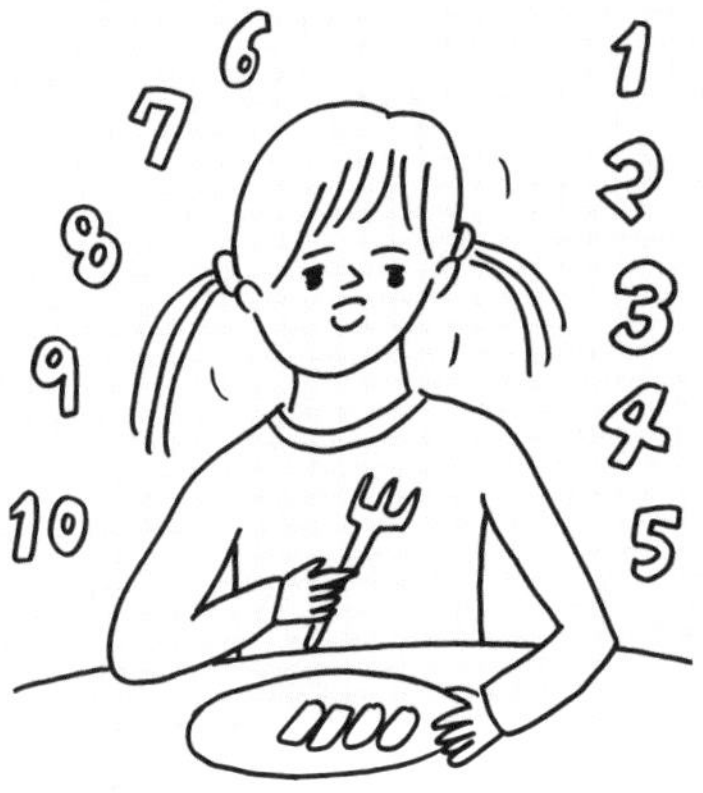

自律神経が乱れていると、正常な食欲がわきにくいといわれています。典型的なのは朝ごはんが食べられない、一日を通して食が細い、など。食欲と自律神経には密接な関係があります。朝ごはんからモリモリ食べられる子どもになるために、とり入れたい食習慣を紹介します。

自律神経が乱れていると正常な食欲がわきにくい。腸内環境をととのえ、朝から食欲のある子に！

食欲は脳の視床下部にある満腹中枢と摂食中枢によってコントロールされています。視床下部は交感神経・副交感神経の分泌を調整することによって正常が保たれているので、**食欲がわかないということは、この調整がうまくできていない、つまり、自律神経が乱れている可能性があります。**

幼稚園や小学校に通う子どもにとって、一日の食事の中で最も重要なのは、ずばり「朝ごはん」です。朝、どんなものを、どんなふうに食べているかで、幼稚園や学校での過ごし方が変わってきます。さらに、その日に何を食べているかで、腸内環境のよしあしも変化。「うんちは前日のごはんの成績表」ともいわれるように、食べ物と腸内環境は写し鏡のようなもの。腸は自律神経とも密接な関係があって、お互いに影響し合っているので、腸内環境がよくなると自然と自律神経も整うということになります。

腸内環境を整える食事で大切なのは、昔ながらの和食を心がけること。特にみそ汁や納豆などの発酵食品は子どもにも〝いいこと〟がたくさん。積極的に食べさせると、腸の中の善玉菌がふえ、腸内環境がよくなります。

ほかにも、冷たいものを食べすぎないことや、食べ物をしっかりかむことも大切。暑い夏、エアコンがきいた部屋で冷たいアイスを食べさせていませんか？ 朝、バタバタしていて、ついつい「早く食べなさい！」とせかしてしまうことはありませんか？ 実はこのなにげない言動が自律神経の乱れにつながっているのです。

この章では、東洋医学の考え方をベースに、食で自律神経を整えるコツを紹介します。毎日の食生活のなかで意識すればするほど、自律神経のバランスが改善します。いつもの朝ごはんにちょっと足してみる、おやつの内容を少し見直してみるなど、ちょっとしたことで自律神経が自然と整う食生活を送ることができます。まねできそうなことから実践してみてください。

いいこと習慣

1

朝起きたら、まず白湯《さゆ》を飲もう

こんないいことが！

1 内臓が温まり血流がアップする

2 便秘や冷えが改善

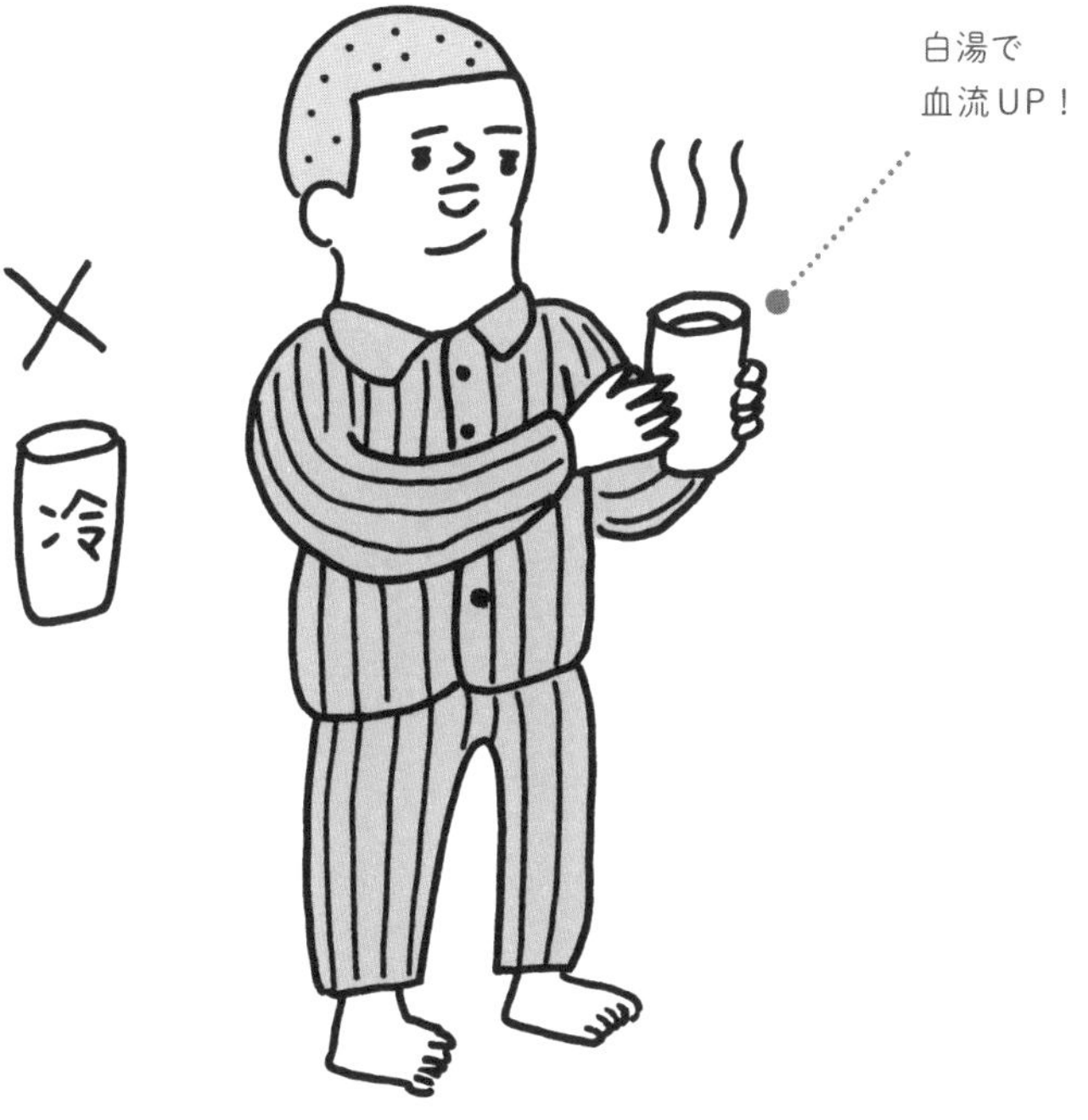

朝起きて最初に、お子さんは何を飲んでいますか？　冷たい水や麦茶をごくごく飲むのが習慣という子どもも多いかもしれません。

自律神経を整えるためにおすすめなのは〝白湯〟です。寝起きに白湯を飲むことで、内臓があたたまって血流がアップし、自律神経を活性化。便秘や冷えなどの改善にもつながります。血流がアップするとリンパの流れもよくなるため、老廃物の排出もスムーズになり、代謝も上がります。

自律神経のバランスを整えてくれる白湯は、親子で習慣化するのがおすすめです。逆に、冷やした水やお茶、子どもが大好きな糖分たっぷりのジュースはできるだけ避けたほうがいいでしょう。

白湯は、沸騰させた水を冷まして飲むのがいいとされていますが、飲みづらいと感じたときは、はちみつや黒砂糖でちょっと甘みを足してみてください。朝ごはんを待つまでの間、白湯を飲むという簡単なルールを作るだけで、体にいいことが満載ですよ。

いいこと習慣

□ 2

朝1杯のみそ汁が元気の源に

↓

こんないいことが！

1 必要な栄養素が1品でとれる

2 冷えを解消

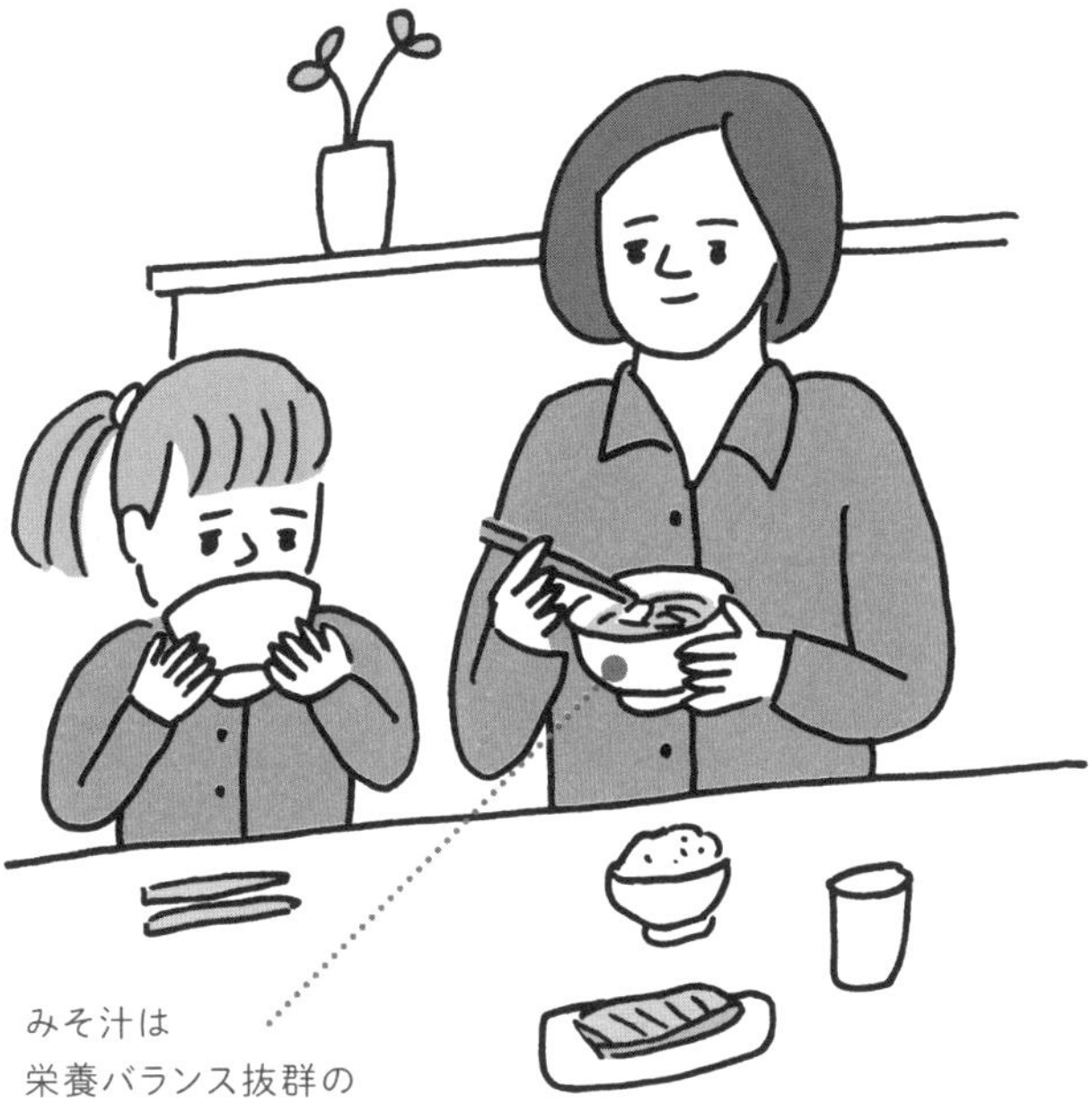

みそ汁は
栄養バランス抜群の
スーパーフード

朝ごはんをあまり食べない、食がなかなか進まないという子どもにおすすめしたいのがみそ汁。たんぱく質、ビタミン、ミネラルなど10種類以上の必須アミノ酸が含まれている、いわばスーパーフード。「朝はパン食」というご家庭でも、週に何度かは和食にしてみそ汁を飲むことで、栄養を補うことができます。

みそは加熱すると香りが抜けてしまうことや、たんぱく質の溶出量がストップしてしまうことから、みそを入れてからは加熱しすぎないよう注意。前日に残ったみそ汁の場合は、少量みそを追加してもいいでしょう。朝からみそ汁を作ることはめんどうなことにも感じますが、具なしで、お湯にみそをとかしただけのお茶感覚でも十分です。また、みそには冷えを改善する効果もあるので、冷え性に悩む大人にもおすすめです。

□ 3

冷たいものはあたたかい場所で食べよう

こんないいことが！

1 内臓の冷えすぎを回避できる

2 体の熱を上手に発散できる

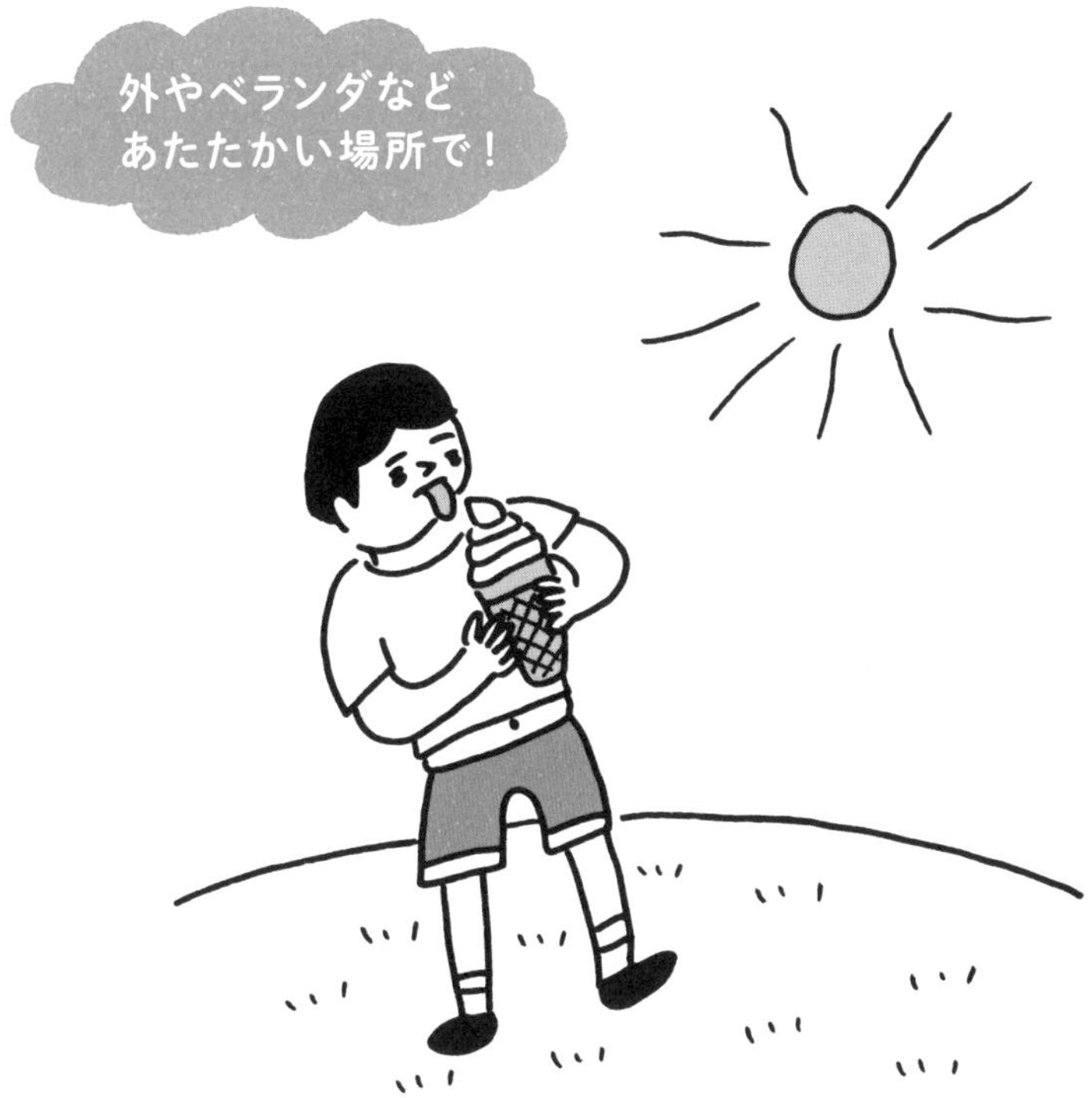

夏になると、エアコンが効いた涼しい部屋で冷たいアイスクリームを食べるのが習慣のご家庭も多いかもしれません。ただ、涼しい部屋で冷たいものを食べると、急激に内臓が冷えることで血流が悪くなり、自律神経の乱れを引き起こす一因に。「アイスはＮＧ！」ではないのですが、ベランダや外に出るなど、食べる場所に配慮することが大切です。冷たいものはあたたかい場所で食べるようにしましょう。

ところで、「汗っかきは冷えとは無縁」と思いがちですが、じつは逆。東洋医学では、体内に水が多いと体が冷えてしまうため、汗として水分を体外に出しているとされています（ただし、汗は汗でも、運動したときの汗は本物ですが、たいして動いていないのに汗がふき出る場合は体内に余分な水分が多い証拠！）。また、暑がりの子は体内の熱を発散させるために本能的に冷たい食べ物を選ぶことも。手足やほおをさわってみて、汗をかいているのに冷たかったら冷え性、あたたかかったら暑がり体質と思ってください。

□ 4

発酵食品を食べてハッピーホルモンを出す

こんないいことが！

1 腸内環境が整う

2 グズグズ・イライラが解消

セロトニンがうまく働くと いつもハッピーな子どもに

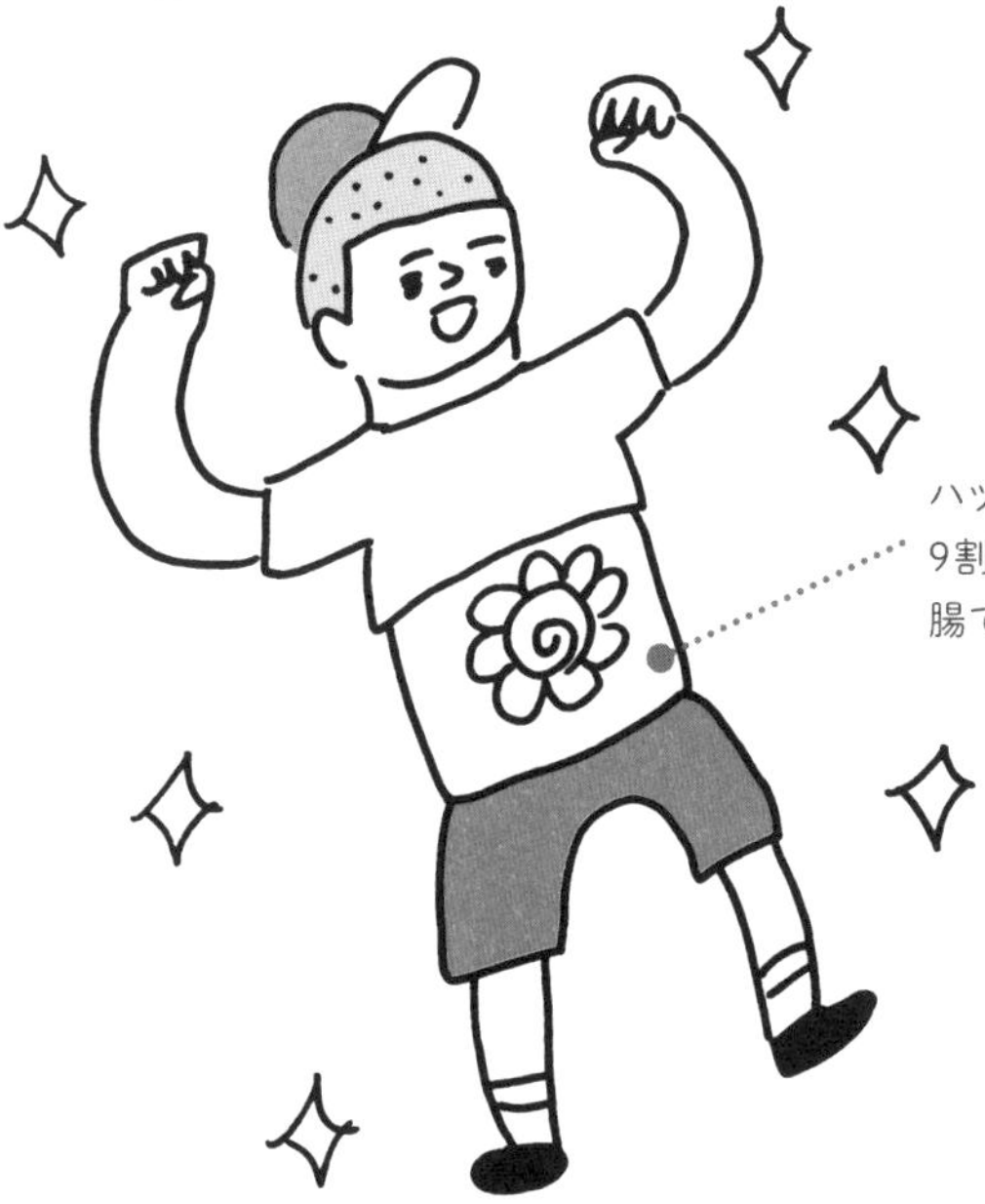
ハッピーホルモンの
9割以上は
腸で作られる！

「腸は第二の脳」といわれるように、腸と脳は密接に関係しています。食で腸内環境をよくするためにとても効果的なのは、納豆やみそ、ヨーグルトなどの発酵食品を積極的に食べること。便秘が改善され、代謝や血流もアップするなど利点がたくさんあります。

それ以外にもセロトニンやドーパミンなど、脳から出るとされているハッピーホルモンの9割は腸で作られています（残りの1割は脳）。腸の調子がよくないと、連動して脳のホルモンの分泌もよくならないので、大人だったらネガティブな気持ちになったり、落ち込んだりします。子どもだったら、グズグズしたり、イライラしたりという症状であらわれます。

発酵食品を食べたり、食物繊維を多くとったり、おなかにいいとされていることを実践することで、ハッピーホルモンの分泌がよくなり、精神的にも落ち着いてきます。

□ 5

味つけや子どもウケ野菜で野菜の苦手意識を克服

こんないいことが！

1 好き嫌いが減る

2 さまざまな栄養がとれる

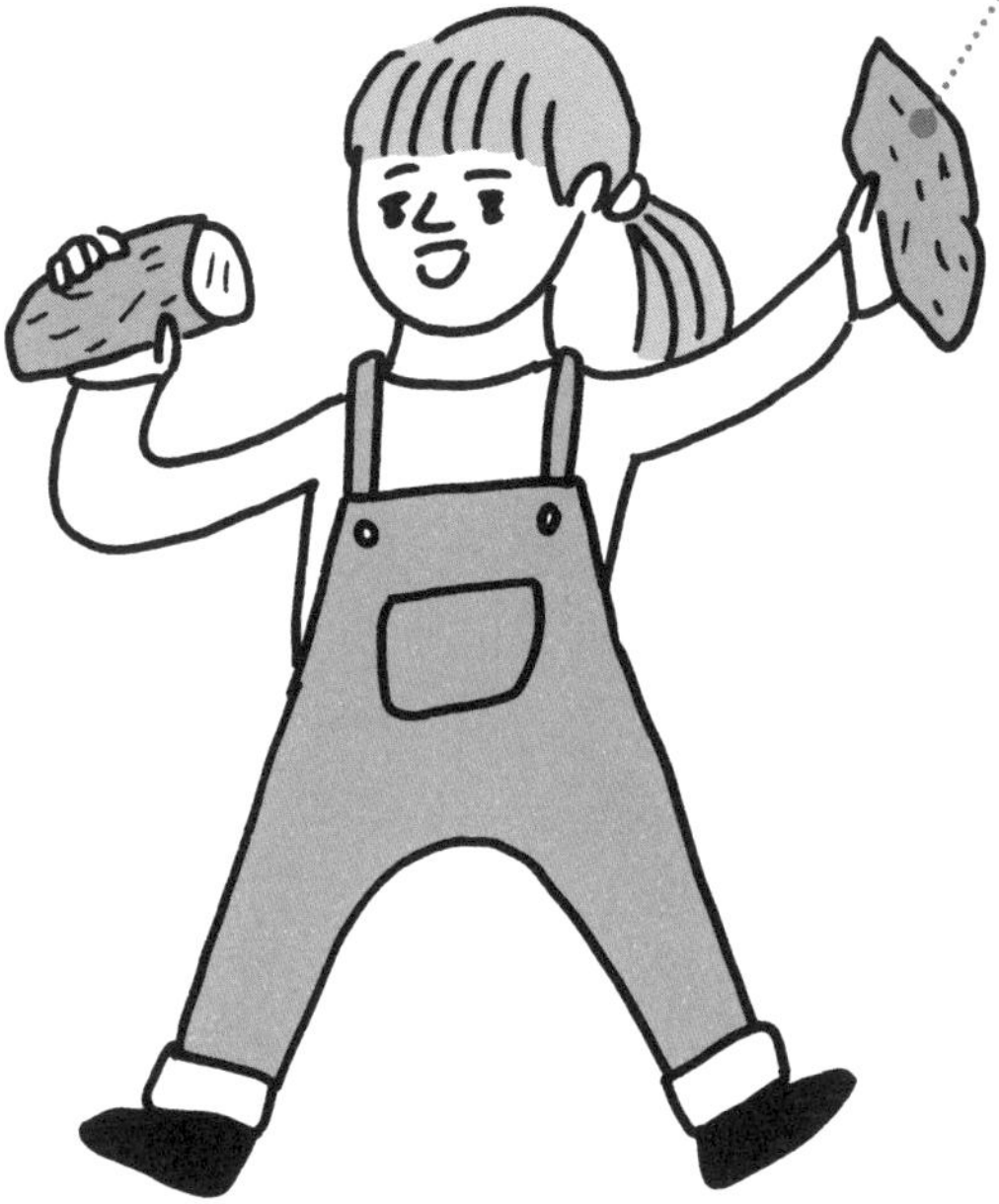
さつまいもやかぼちゃは
子どもウケのテッパン

食欲がわかなかったり、偏食ぎみだったりする子どもは、自分の好きなものしか食べない傾向があります。葉物野菜が苦手、ゴロッとしたかたまりの野菜が食べられない、なんて子も多いはず。そんな子どもには好みの味つけで食べさせたり、甘みがあって食べやすい野菜からトライしたりしましょう。

カレーが好きな子は、カレー風味のじゃがいも、マヨネーズがついていれば食べられるなら、ブロッコリーにマヨネーズをつけて。天然塩やみそをつけてもいいですね。もしかすると、親が「これは食べないだろう」と思っているだけで、意外と食べられたりするものもありますし、両親がおいしく食べていると興味を示す子もいます。

積極的に食べさせたい野菜は食物繊維が豊富なもの。さつまいもやかぼちゃなど、甘みがあって子どもウケのいいものからスタートしてみましょう。生野菜は体を冷やすので特に秋冬は無理に食べさせなくても大丈夫です。

いいこと習慣

6

“黒ごま塩”をごはんにふりかける

こんないいことが！

1 食が細い子でもごはんが進む

2 栄養価の高いごまで免疫力アップ＆便秘解消

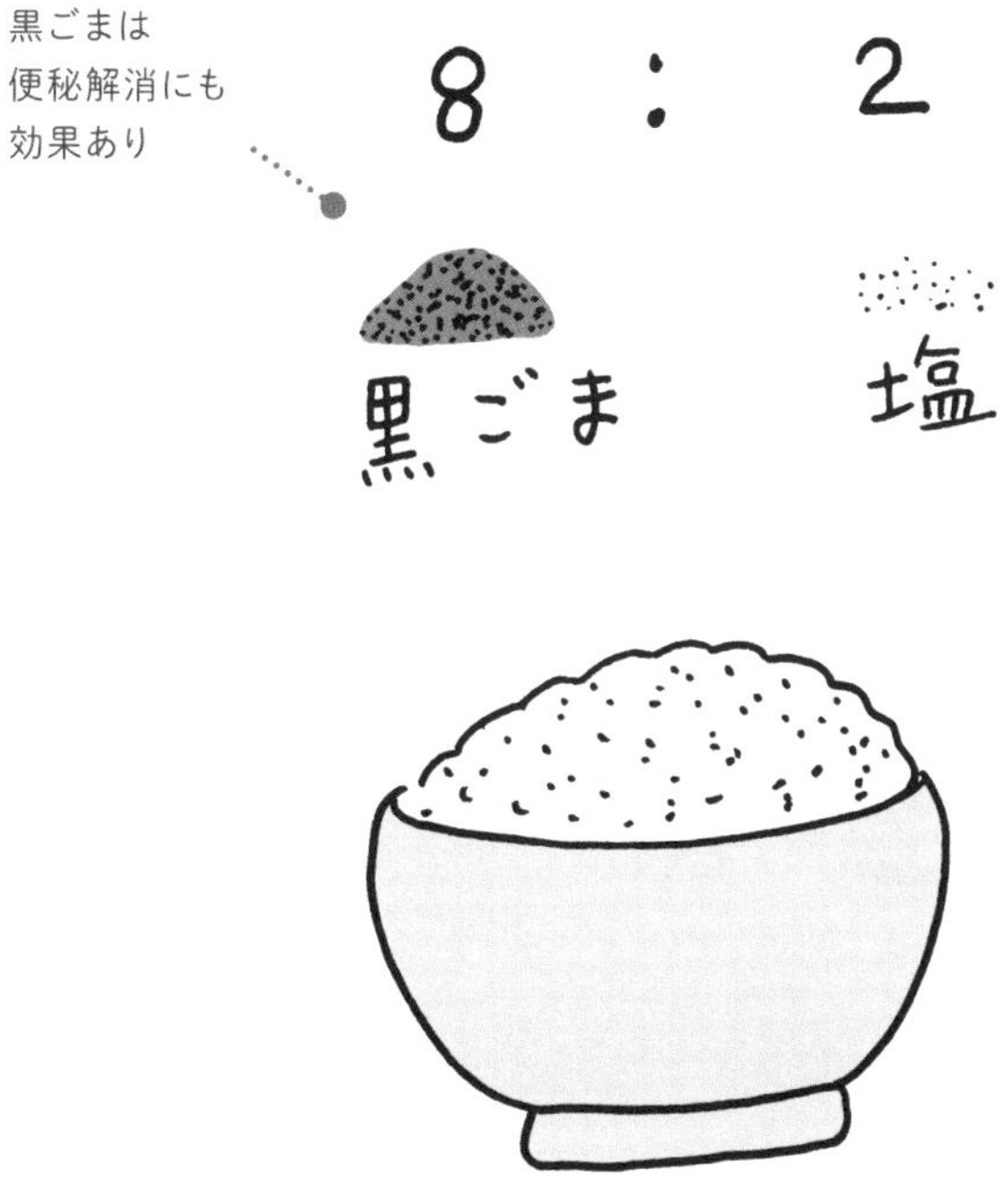
黒ごまは
便秘解消にも
効果あり
8：2
黒ごま
塩

体をあたためたり、集中力を高めたりするといわれる玄米は、自律神経が乱れがちな大人はもちろん、子どもにもおすすめです。ただ、毎日食べるのはなかなか難易度が高いですよね。そんなとき、玄米と同じくらい栄養価が高く、より食べやすいのが黒ごま塩。

作り方はとても簡単で、すった黒ごま8に天然塩2の割合でまぜてごはんにかけ、ふりかけとして食べさせるだけ！　黒ごまには抗酸化作用があり、免疫力アップ、便秘にも効果的です。さらに、ビタミンEや鉄分も豊富。また、精製されていない天然塩にはミネラルがたっぷり。こんな身近な2つを組み合わせることにより、子どもの体に欠かせない栄養をしっかり補うことができます。白米やおにぎりにひとふり、おひたしなどにかけてもOK！　この魔法のふりかけを味方につければ、簡単に栄養を摂取することができます。

□ 7

子どもが飲める漢方「小建中湯《しょうけんちゅうとう》」

こんないいことが！

1 甘くて子どもでも飲みやすい

2 胃腸の働きを丈夫に

胃腸の働きを助けてくれる漢方薬

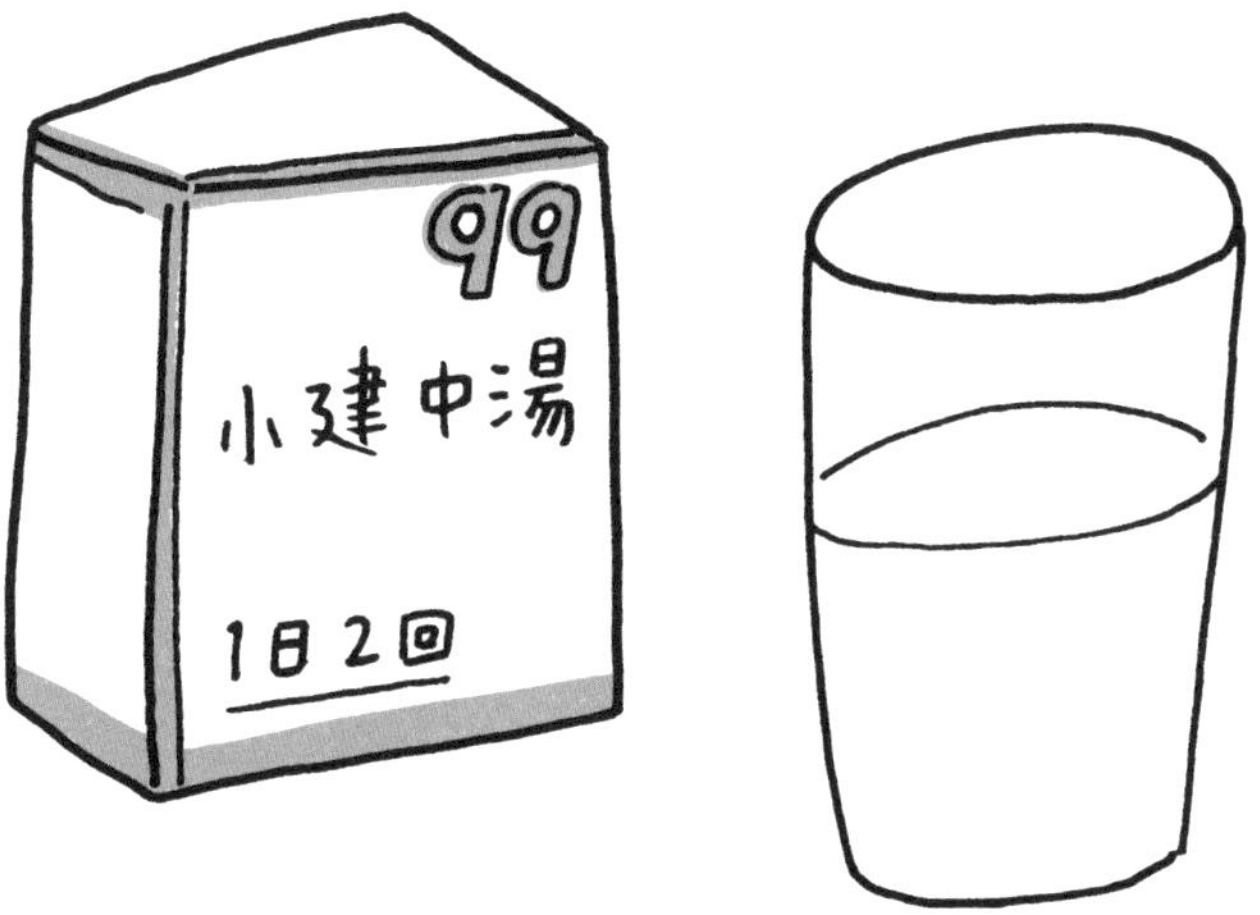

主な効能：食欲不振、腹痛、神経質、冷え性、疲れやすい、小児夜尿症（おねしょ）、夜泣き

発酵食品を食べてくれない子や、なかなか食べる量が増えないお子さんも多いですよね。自律神経の乱れに効果的で、子どもが飲むことができる漢方薬もあるので、試してみるのもひとつの手です。

ドラッグストアなどで市販している「小建中湯（しょうけんちゅうとう）」という漢方薬は、虚弱体質や冷え性の子どもの体質改善に効果があるもの。胃腸の働きを丈夫にし、食べたものの栄養の吸収率もアップ。体をあたためて体力をつけてくれ、自律神経の乱れにも効果が期待できます。味は甘く、薬が苦手な子でも比較的飲みやすいのもうれしいですね。1日2回飲めばいいので「飲むだけで元気になれる魔法のジュースだよ！」など、子どものテンションが上がる声がけをとり入れながら続けてみてください。

※服用する場合は、かかりつけ医、薬剤師または登録販売者に相談してください。
※小児に服用させる場合は保護者の指導監督のもと、服用させてください。

いいこと習慣

8

夕食は"食べさせたいもの"から食卓へ

こんないいことが！

1 食べむらの改善ができる

2 栄養バランスがよくなる

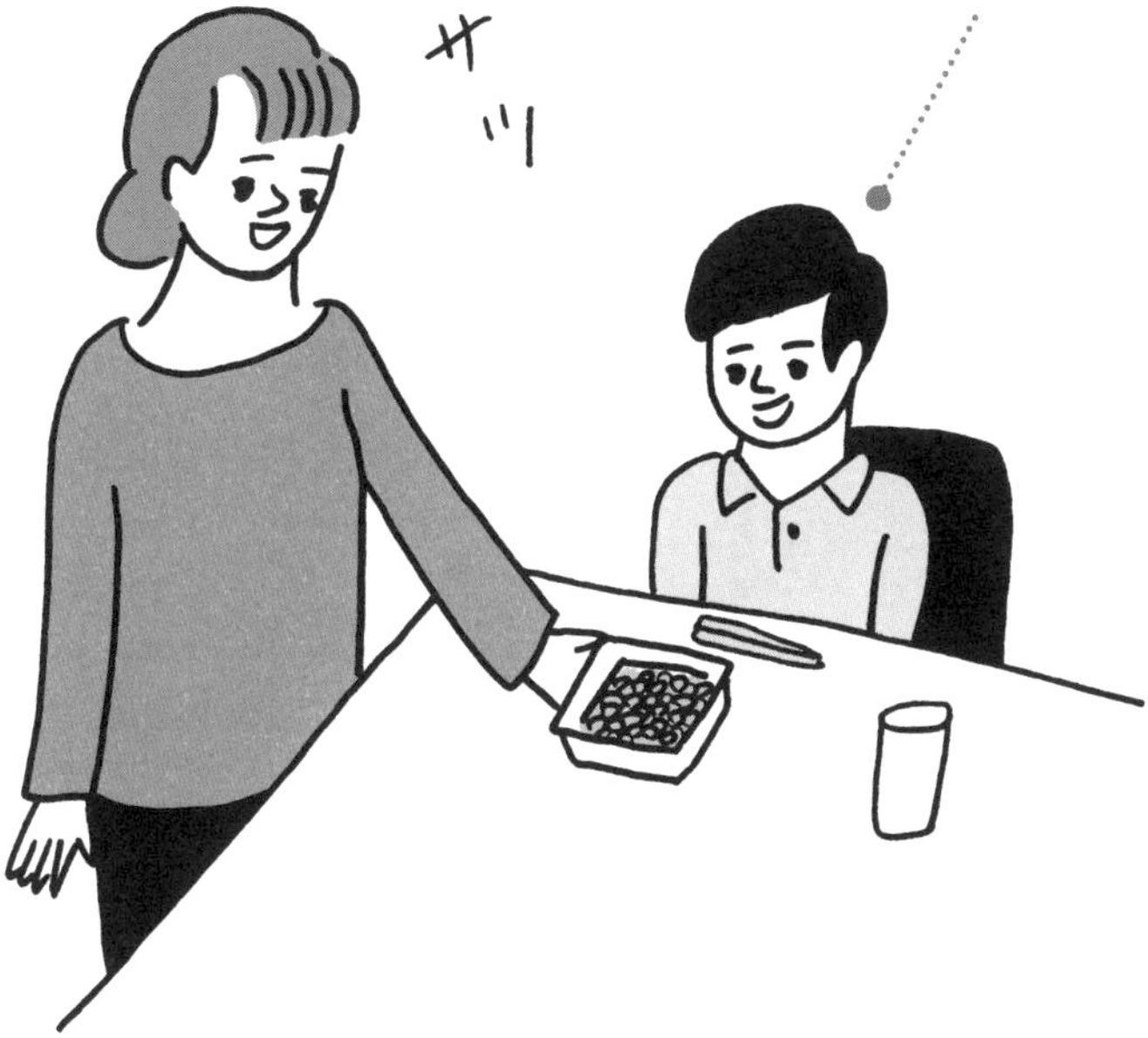
納豆、サラダ、おかずetc.
親が食べさせたいものから
食卓へ出そう
サッ

ハンバーグ、サラダ、みそ汁、ごはんを一気に食卓に並べると、だいたいの子どもは好物のハンバーグから食べ始めるもの。最後に苦手なサラダが残るけれど、おなかがいっぱいで食べられない……なんてこと、よくありますよね。おにぎりやヨーグルトなど、同じものを食べることが多い朝食や、ワンプレートになりがちな昼食はいいとして、おかずや副菜が分かれている夕食をひと工夫！

おなかがペコペコで食卓についた子どもに、まずみそ汁や納豆など、お母さんが食べてほしいと思うものから出しましょう。「それを食べないと、次のおかずとごはんは出ないよ～」と言いながら、お母さんが食べてほしいものから順に食卓に出してみるのもいいですね。〝空腹は最高の調味料〟なんて言葉があるように、いままでなんとも思っていなかった食べ物のおいしさに気づくチャンスにもなります。

9

糖質の多い食べ物をなるべく減らす

こんないいことが！

1 イライラが改善される

2 集中力がアップする

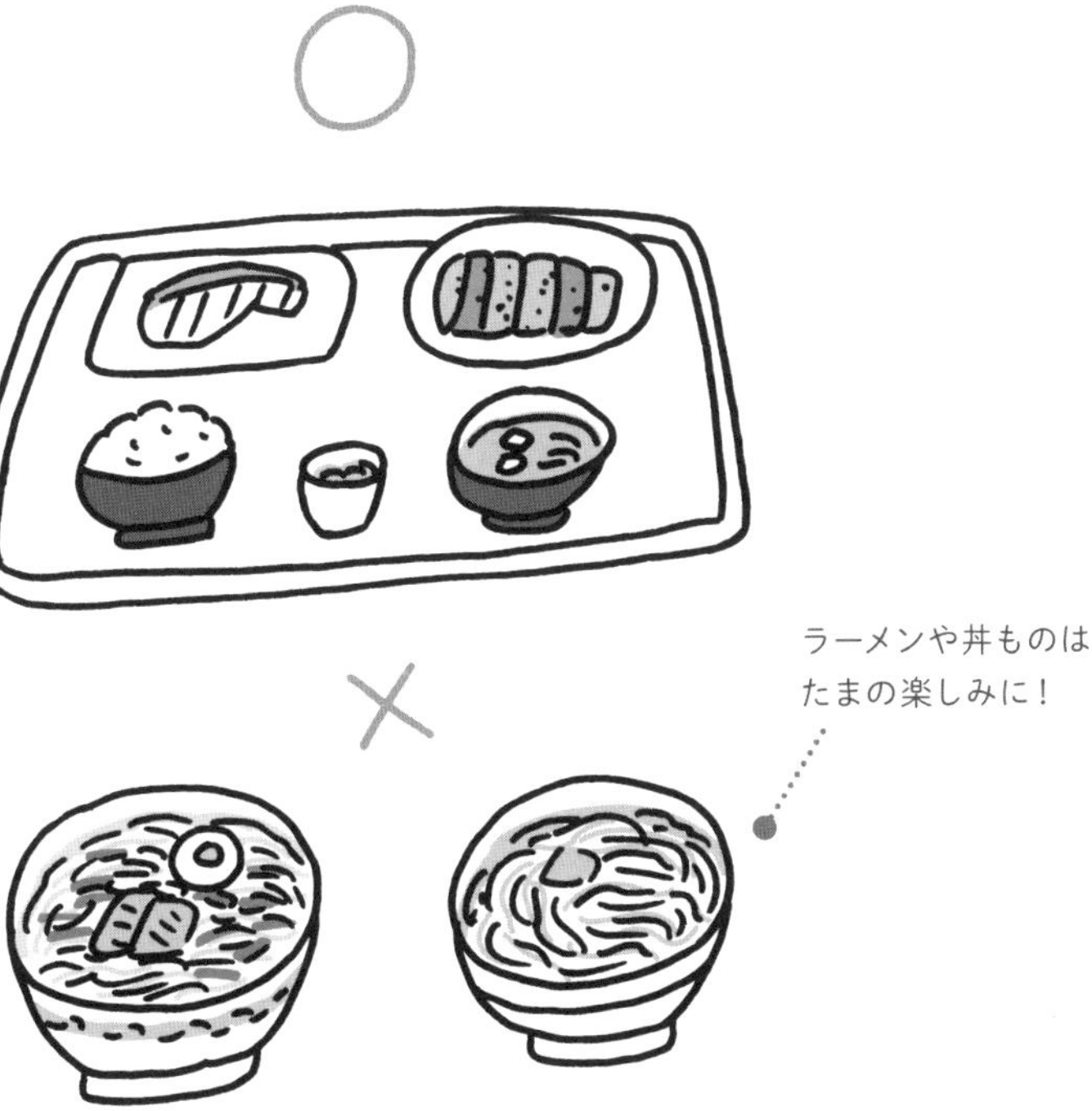

自律神経が乱れている子によく見られる「イライラ」というサイン。もしかしたら糖質のとりすぎが原因かも！　糖質＝甘いものと思いがちですが、ごはんやめん類など、ふだんから口にするものにも糖質が含まれています。そこにお菓子やジュースの糖質がプラスされると、子どもの体は糖質過多の状態になり、跳ね上がった血糖値を下げるためにインスリンというホルモンが出て、糖質をとる前より血糖値が下降します。すると体はまた糖質を欲するようになり、血糖値の上がったり下がったりをくり返します。それが交感神経を刺激して、イライラや集中力の低下、だるさの原因になります。また、糖質を燃やすために体の中のビタミンを使うので、せっかくとったビタミンも吸収されずに消化されてしまいます。

糖度の高いお菓子やジュースはなるべく避けて、おやつにはナッツや小魚、ヨーグルト、チーズなど、糖質が低く栄養価の高いものを選ぶように心がけましょう。

いいこと習慣

10

精神の安定に効くポリフェノールをとり入れる

こんないいことが！

1 食物繊維が豊富で便秘を改善

2 精神が安定して、集中力アップ

ココアを飲んでほっとひと息TIME

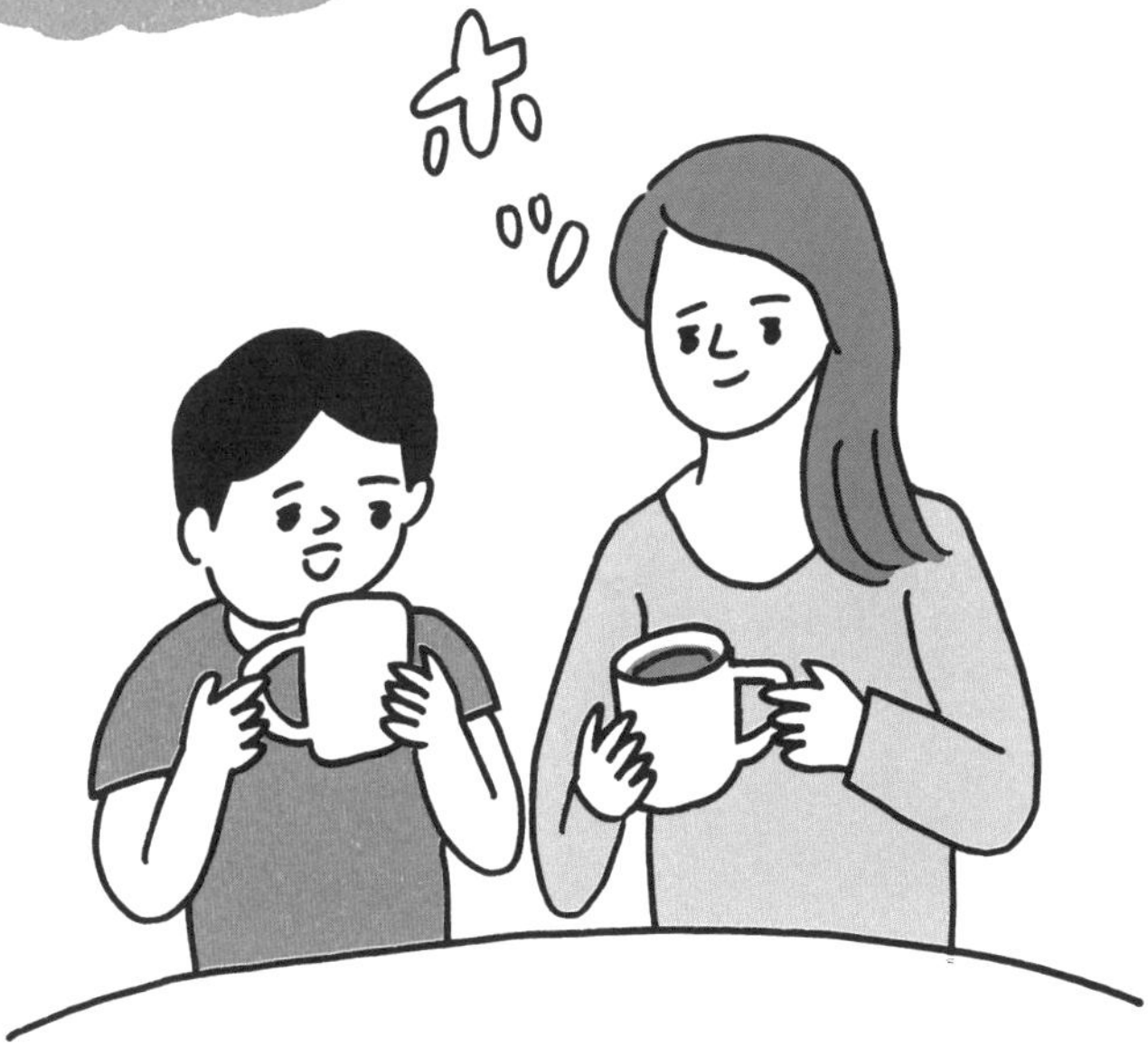

カカオに多く含まれるポリフェノールには、自律神経を整える効果があるといわれています。それだけでなく、ごぼうやセロリよりも食物繊維が豊富、アンチエイジングにも効果があるなど、大人にも子どもにもうれしい栄養がたっぷり含まれています。

カカオを手軽にとるにはココアがおすすめです。あらかじめ砂糖が入っているものは、精製された砂糖（白砂糖）を使っているので、体を冷やし、糖分もとりすぎてしまいます。無糖のココアを乳脂肪分の低い豆乳やアーモンドミルクに入れ、はちみつや黒砂糖で甘みを足してみてください。

割るものや甘みのバランスで好みの味にして、おいしく飲むだけで自律神経を刺激して、精神が安定！　カルシウムやマグネシウム、ミネラルなども豊富なので、子どもとの食生活に積極的にとり入れたいですね。

11

10回かんでから飲み込もう

こんないいことが！

1 消化効率がアップする

2 食感を楽しむことができる

心の中で10まで数えて

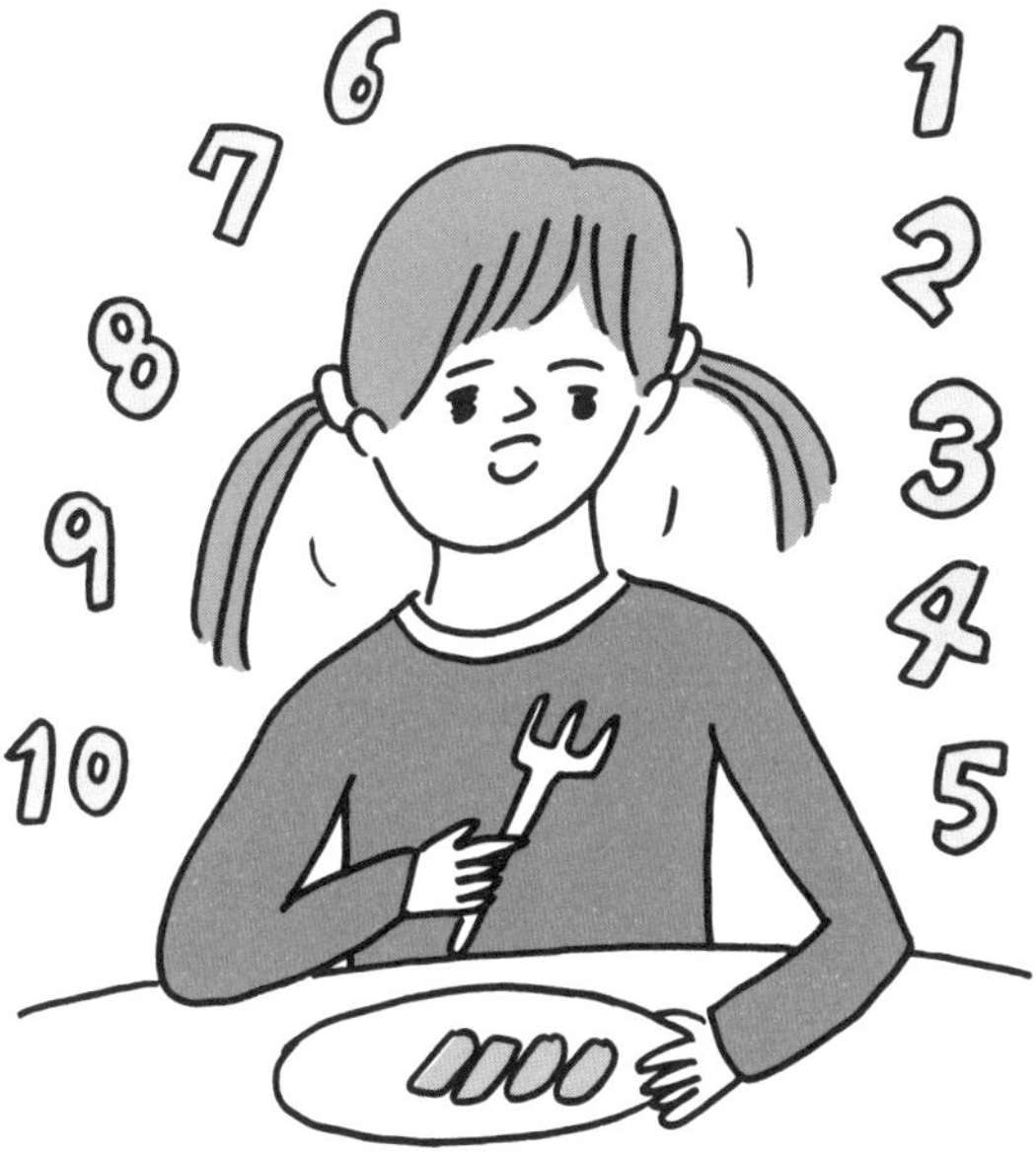

第1章の生活習慣でもふれましたが、食べ物をよくかむ習慣は子どもにとってとても大切。食べ物をこまかくすることで消化効率がアップし、便秘解消にも効果があるので、腸内環境の改善にもつながります。

大人には「1口30回を目安に食べましょう」などと言いますが、現実的に子どもに毎回30回もかませるのはむずかしい……。「よくかみなさい」としつこく言いすぎることで、子どもが食べること自体をイヤになってしまっては本末転倒なので、楽しく習慣化しましょう。子どもが食べ物を口に入れたら「10回かんで～」と、ちょっとしたゲーム感覚で声をかけてみてください。同じく、お母さんもいっしょに10回かんでみましょう。

いつもはほとんどかまない子でも、かんで食べることで、食べ物の新たな食感に気がつくこともあります。

いいこと習慣
コラム③

〝おばあちゃんが作るごはん〟が基本
体あたため食材で免疫力アップ！

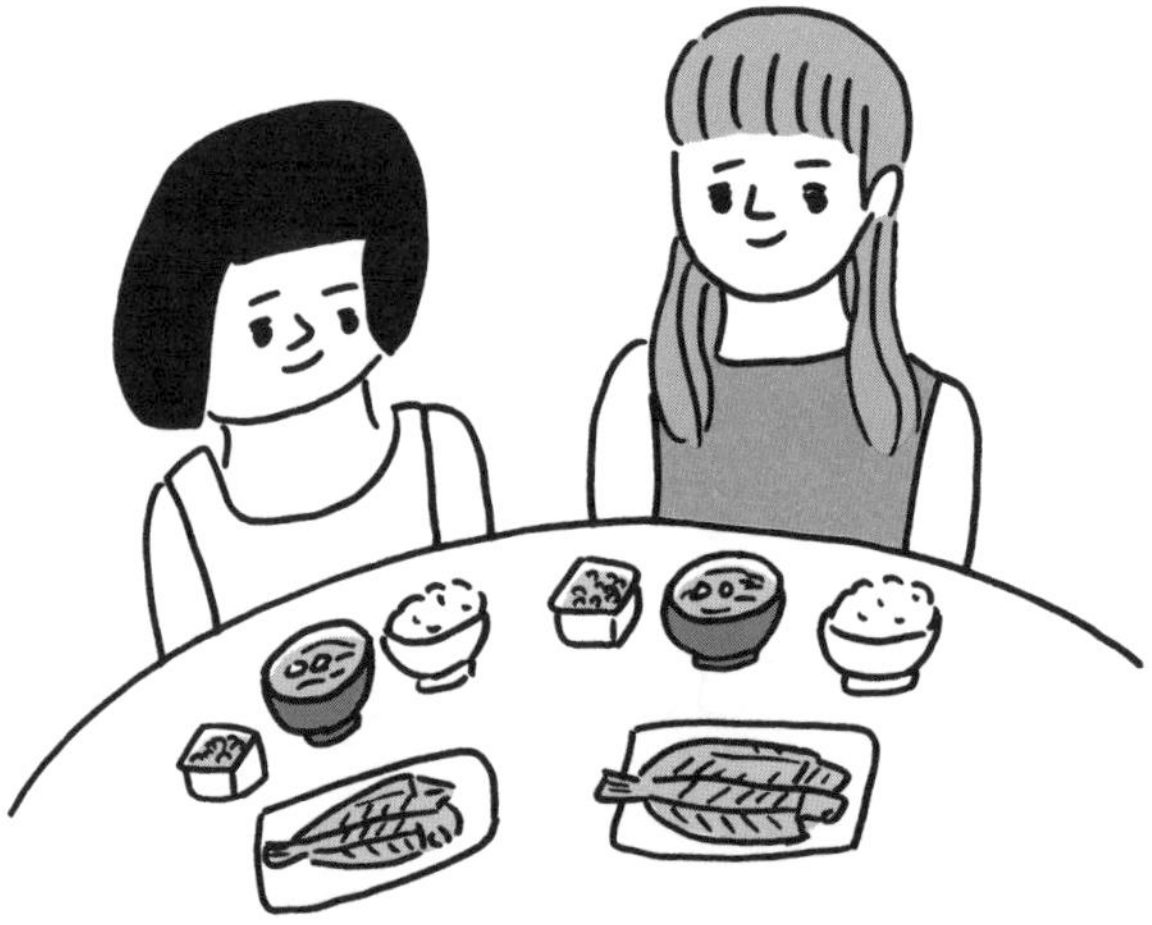

第3章を監修してくださった、イシハラクリニック副院長の石原新菜先生。小学生の娘さんが2人いる先生のお宅では、食のルールがあるのだとか。
「わが家の食のキーワードは『おばあちゃんが作るごはん』。玄米、みそ汁、納豆は毎日必ず食べて、メインのおかずは魚です。体をあたためる食品（左ページ参照）を多くとるようにしていて、朝ごはんでは手作りのにんじんりんごジュース（左下参照）を愛飲しています。粗食を心がけることや適度に運動をすることで、よけいな糖分や脂肪分をとることがなく、自律神経も自然と整ってきます。たまの家族の外食では『好きなものを食べよう』というルールがあるので、娘たちはハンバーグやステーキなどの肉料理を食べています。毎日の食事は、子どもの自律神経や健康管理、体型維持などにとって大事なこと。ご自分の家庭にとり入れられそうなことからトライして、子どもの体作りをしていきたいですね」

体をあたためる食品一覧

漢方には「陰陽論」があり、冷え性の人は陰性体質、体のあたたかい人は陽性体質とされています。食べ物も陰陽で分けられているので、陰性体質の人は陽性のものを積極的に摂取。陰性の食品には陽性の食品を組み合わせて食べましょう。

あたためる陽性食品		冷やす陰性食品
色は赤・黒・橙。冬が旬。 北の地域でとれるものが多い。 発酵食品は陽性（ヨーグルトは中間）。		色は青・白・緑。夏が旬。 南の地域でとれるものが多い。 精製されたものは陰性。
そば、玄米、黒パン	炭水化物	うどん、白米、白パン
にんじんやごぼうなどの根菜類、かぼちゃ	野菜	葉野菜、なす、きゅうり、大根、もやし、トマト
赤身の魚＆肉、えびなど、納豆、黒ごま	たんぱく質	白身の魚＆肉、豆乳、豆腐、白ごま
赤ワイン、黒ビール、梅酒、紅茶、ココア	酒、飲み物	白ワイン、ビール、緑茶、コーヒー
塩、みそ、しょうゆ、黒砂糖	調味料	酢、マヨネーズ、白砂糖

免疫力アップ必至！ にんじんりんごジュース

石原先生の家族が毎朝飲んでいるという手作りのにんじんりんごジュース。にんじんもりんごも、ともに陽性食品でビタミンやミネラルが豊富。これを毎日飲めば、冷え知らずで免疫力も高まり、強い体を作れます。

【材料（約300mℓ分）】
にんじん…2本
りんご…1個
レモン…1個
はちみつ…適宜

【作り方】
①にんじんとりんごは、たわしなどでよく洗い、それぞれ適当な大きさに切る。
②ジューサーにかける。レモンをしぼって加え、できたてを飲む。甘みが足りないときは、はちみつを加える。

第4章

ストレッチ、ヨガ、ツボetc.

体を動かして自律神経をきたえる習慣13

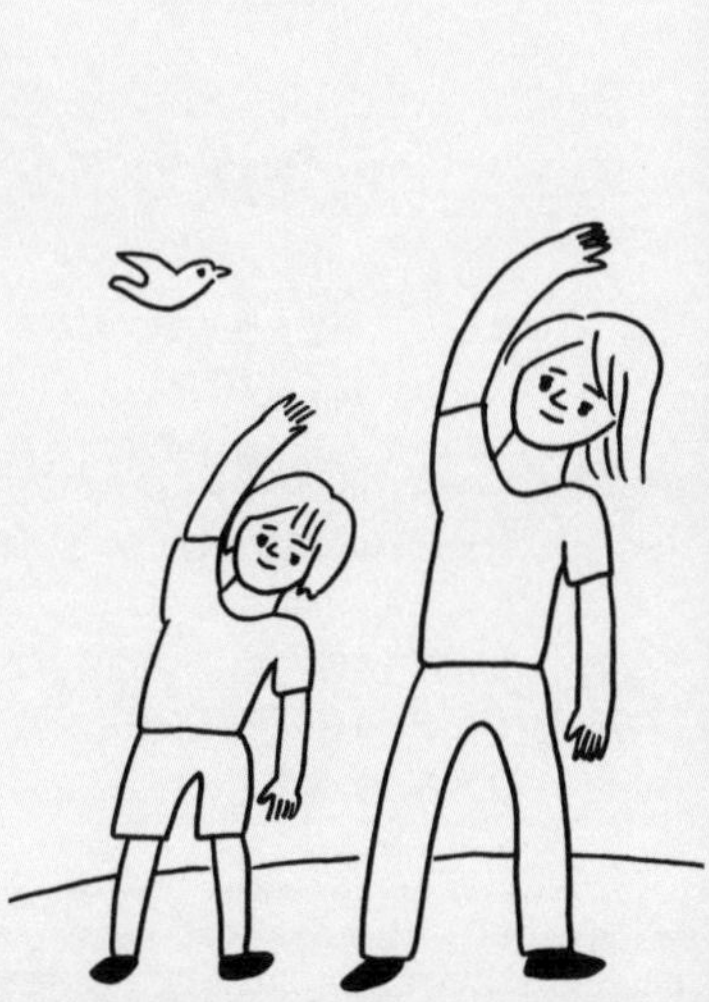

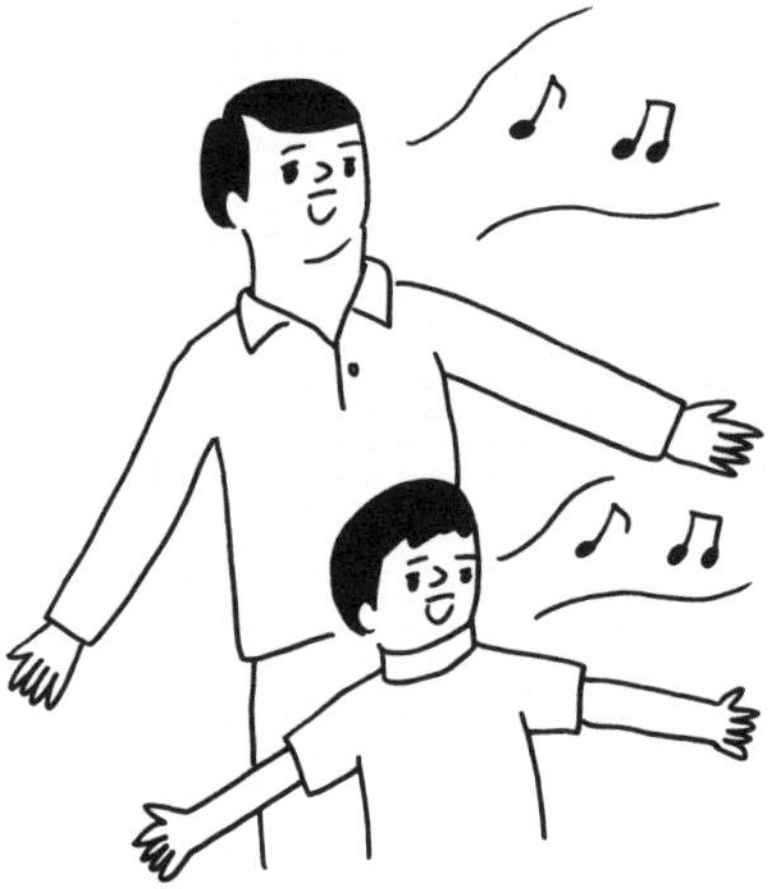

東洋医学では「気《き》・血《けつ》・水《すい》」の巡りをよくすることで健康になるといわれています。自律神経が乱れている子は「気」の巡りに問題あり！　体を動かして「気」を巡らせることで、改善することができます。

運動不足も自律神経の働きを鈍らせる一因。まずは親子でできる簡単な運動からトライ

自律神経が乱れている子は、覇気がない子が多く、頭痛や腹痛などの不調を訴えることがよくあります。また、自律神経の異常である「起立性障害」を抱える子どもも多く、中学生では10人に1人の割合。**現代の子どもはゲームやスマホ、テレビばかりで運動不足なことが多く、それが自律神経の乱れを引き起こす原因になっているのです。**

東洋医学の「気・血・水」の「気」は、〝元気〟や〝気合い〟などの言葉に見られるような、目に見えない生命エネルギーをあらわしていて、自律神経の働きもこれに近いといわれています。「血」は体内を巡る血液。「水」は体内にある血液以外の水分全般で、代謝や免疫システムなども含むもの。**「気・血・水」の巡りをよくするため、いちばん効果的なのは体（筋肉）を動かすことです。**運動して筋肉を動かすと、簡単に熱を作ることができ、自家発電で体温を維持することができます。体温が上がることにより、血流もアップし、そのおかげで免疫力もアップ！「血」「水」が巡るようになると「気」の巡りも自然とよくなります。

たとえば、スポーツジムに行くのがめんどうだなぁと「気」の部分がネガティブに思っても、実際に行って体を動かしてみるとすっきりした、なんてことはありませんか？　それは体を動かしたことによって心拍が活発になり、「血」の血流や「水」の汗などが巡って、元気の「気」が整ったということです。それは子どももいっしょで、体を動かすことで自律神経を整えることができます。

体を動かすのは、散歩、追いかけっこ、自転車など、自分に合う方法でＯＫ！　この章ではどんな家庭でも気軽にとり入れられそうな方法をご紹介します。

＼いいこと習慣／

□ 1

朝5分のストレッチで血流アップ

こんないいことが！

1 交感神経にスイッチが入る

2 内臓の働きが活発になる

上半身のストレッチ

四つんばいの姿勢で片方の手を水平に上げ、上げた手と反対側の足を水平に伸ばす。しばらくキープしたら、反対の手と足も行う。

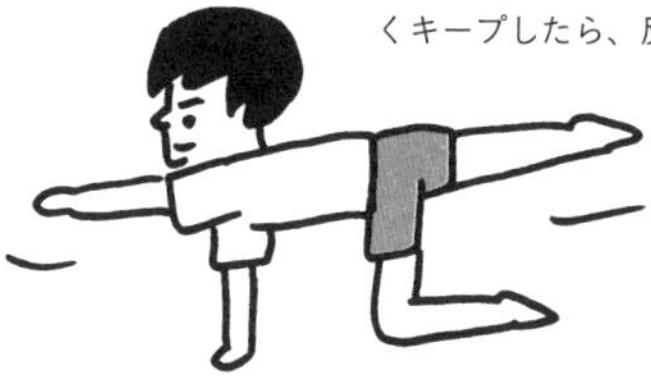

下半身のストレッチ①

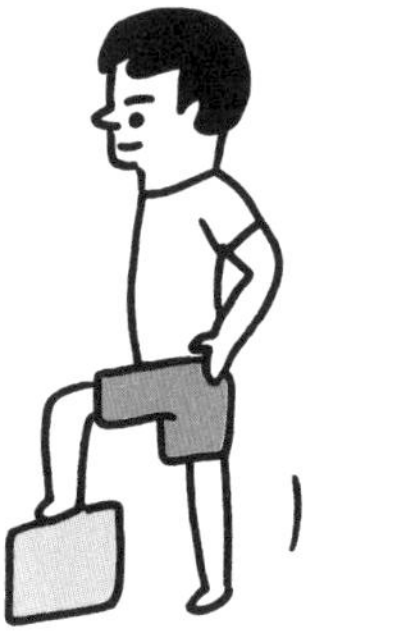

台に片足をのせて、両手で腰を支えながらのせた足に体重をかけて、おなかを突き出すように押し、でん部を伸ばす。反対の足も同様に行う。

股関節のストレッチ

床に座った姿勢でひざを曲げて両方の足うらを合わせ、そのまま両ひざが床につくようにゆっくりと上体を前傾。4〜5回くり返す。

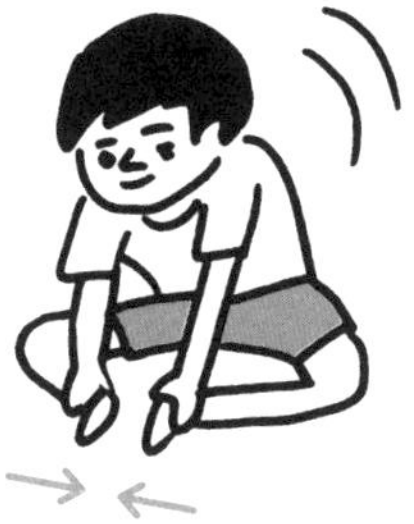

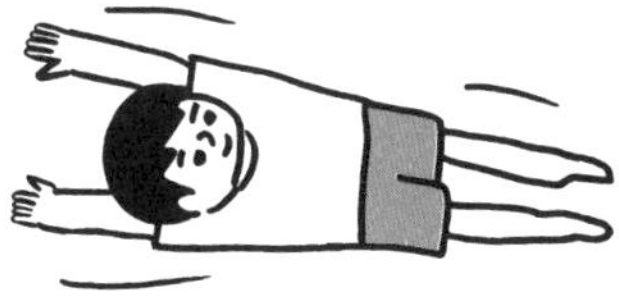

全身のストレッチ

あおむけになり、両手はバンザイの状態で全身を上下に思いきり伸ばす。伸ばしたら一気に脱力。これを2〜3回くり返す。

下半身のストレッチ②

床に足を伸ばして座り、左足のひざを曲げて右足の外側におき、4の字を作る。右足は伸ばしたまま上体をゆっくり前に倒して10秒ほどキープ。足をかえて同様に行う。

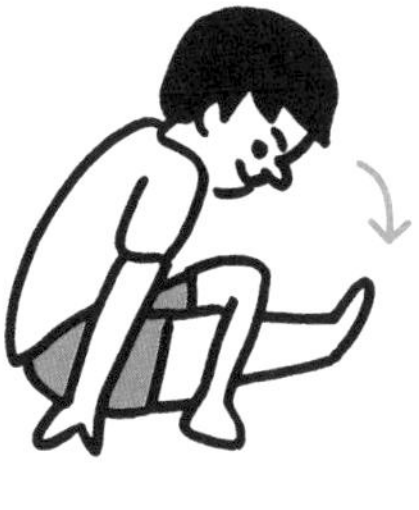

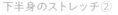

朝起きたときに行うストレッチは、交感神経を刺激し、寝ぼけた体にスイッチを入れてくれます。同じストレッチを夜（特にお風呂上がりがおすすめ）も行うと、心身ともにリラックスすることができ、睡眠の質も上がりいいことずくめ！ 特に、股関節を動かす、体を伸ばすなどのストレッチで体がほぐれると、血流がよくなって体がポカポカになり、入眠しやすくなります。

上の各ストレッチはトータルで5分ほど。上半身・下半身・全体がほぐれれば、どんなやり方でも基本的には大丈夫です。ストレッチを続けることで内臓が正常な位置に戻り、自律神経の働きがよくなります。ぜひ、毎日の習慣にしてみましょう。

2

1日30分、日光を浴びながら体を動かして

↓

こんないいことが！

1 夜ぐっすり眠れる

2 気持ちが安定する

3 骨や歯が丈夫になる

イライラやモヤモヤも
吹き飛びます！

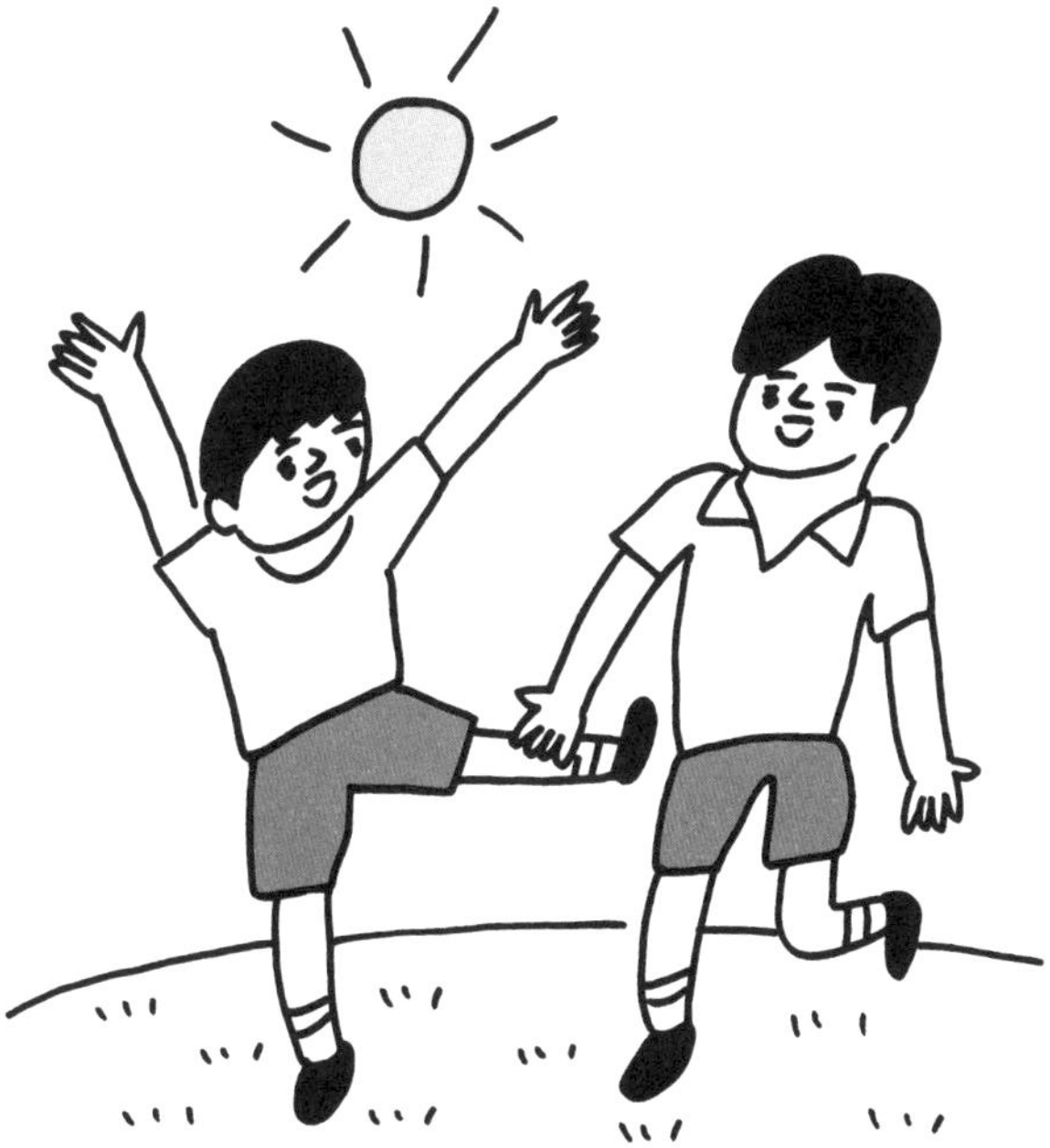

家の中は子どもにとって閉塞的と感じる空間。太陽が出ている日は、最低30分だけでも外に出て日光に当たるようにしましょう。日光浴をすると、リフレッシュできるだけでなく、内分泌系の機能を安定させることから、自律神経も整います。

また、日光に当たることで、皮膚でビタミンDが作られます。ビタミンDは免疫力を上げるので、かぜ予防にも効果テキメン！ それだけではなく、セロトニンが作られ、幸せホルモンのセロトニンが作られ、イライラ・モヤモヤした気持ちが安定してポジティブになることもできます。セロトニンは、睡眠に必要なメラトニンの原料にもなっているので、日光に当たった日はぐっすり眠ることもできるでしょう。

いいこと習慣

□ 3

バランスボールで血行促進&体幹強化

こんないいことが!

1 おうちの中で気軽にできる

2 血行が促進される

3 体幹がきたえられる

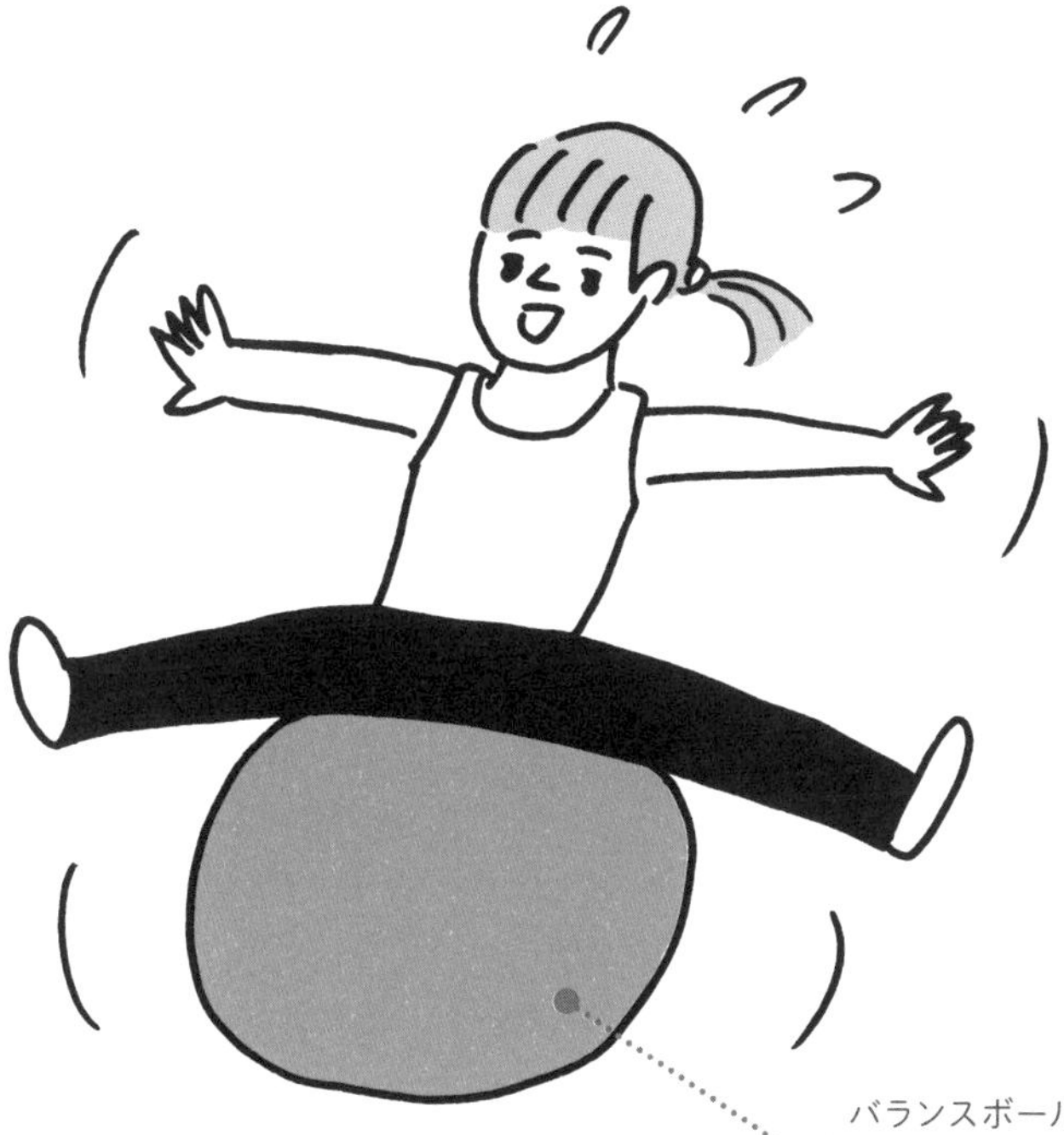
バランスボールは
座ったときに
足うらが床につく
サイズに

天気がよくない日など、外に出ることができないとき、子どもにどんな運動をさせればいいか悩みますよね。そんなとき、気軽にできるのはバランスボールを使った運動。テレビを見ながらピョンピョン跳ねているだけで簡単に有酸素運動ができます。運動をすると、心臓から血液が送り出されて脳からの神経伝達物質が活性化されるので、自律神経の刺激にも。

ほかにも、バランスをとりながらボールに座っていると、体幹もきたえられるので、姿勢がよくなったり、便秘が解消したり、疲れにくくなったりと、メリットがたくさんあります。子どもがバランスボールを使う場合、座ったときに足が床につくくらいの大きさのものを選ぶようにしましょう。

いいこと習慣

4

昔ながらのラジオ体操をあなどるなかれ！

こんないいことが！

1 筋肉がほぐれる

2 血行がよくなる

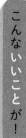

簡単な全身運動を毎日の習慣に！

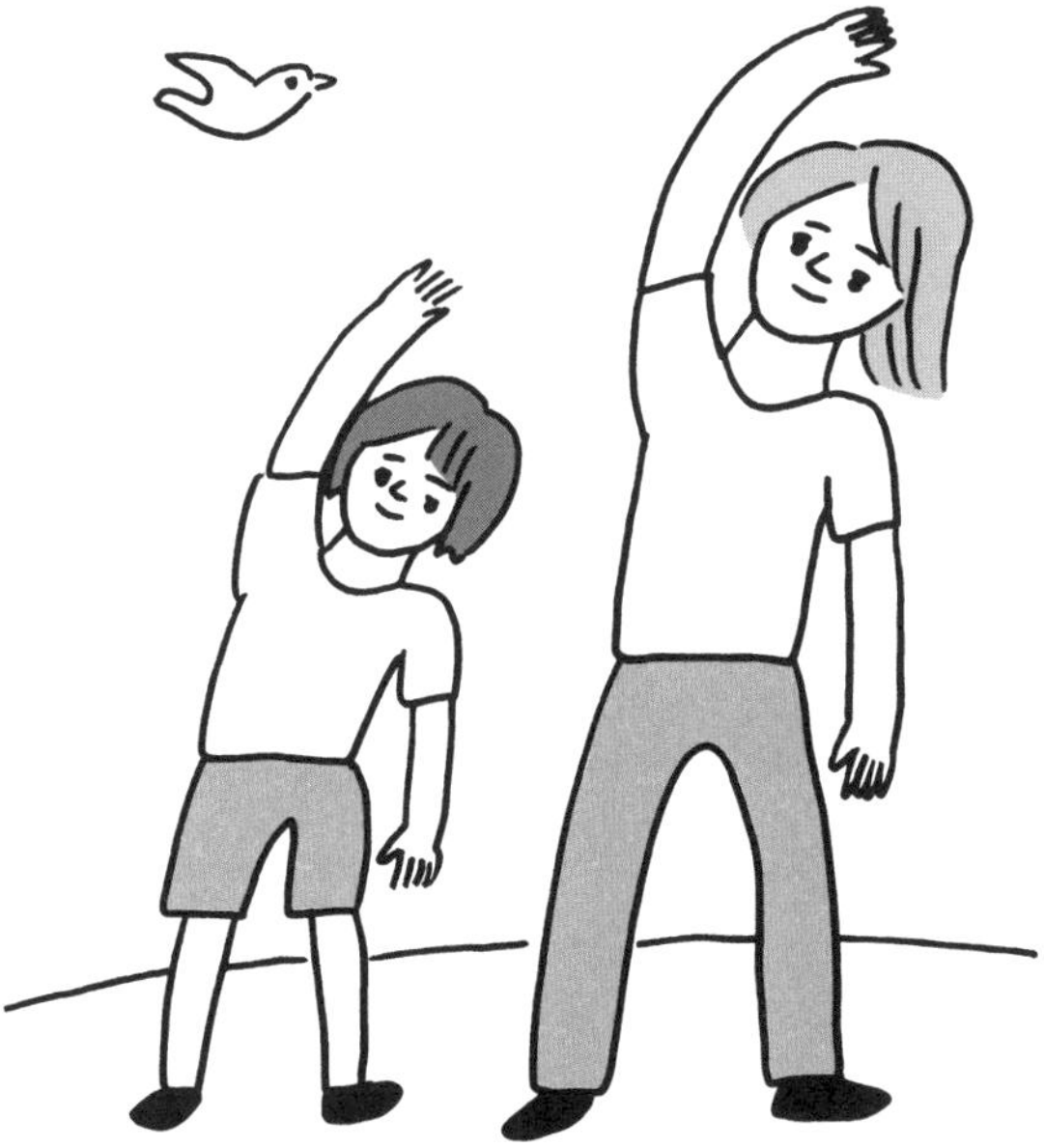

日本一有名な体操としておなじみの「ラジオ体操」。約3分の体操の中には13種類の運動が組み込まれています。腕や脚を伸ばしたり、関節を動かしたり、ジャンプしたりと、まさに全身を使った体操。これをひと通りやることで、体全体の筋肉をほぐし、柔軟性をつけることができます。

そして、最大のメリットは血行がよくなること。血行がよくなると、酸素や栄養が全身に巡るようになり、自律神経が整う以外にも、老廃物を排出、冷えの改善など、さまざまな利点があります。

ラジオ体操以外に、幼稚園や学校などのオリジナルの体操がある場合、それを代用してもＯＫ！簡単な全身運動を毎日続けることが大切です。

5

大きな声で歌って、横隔膜を刺激しよう

こんないいことが！

1 親子のコミュニケーションになる

2 横隔膜が動いて自律神経を刺激

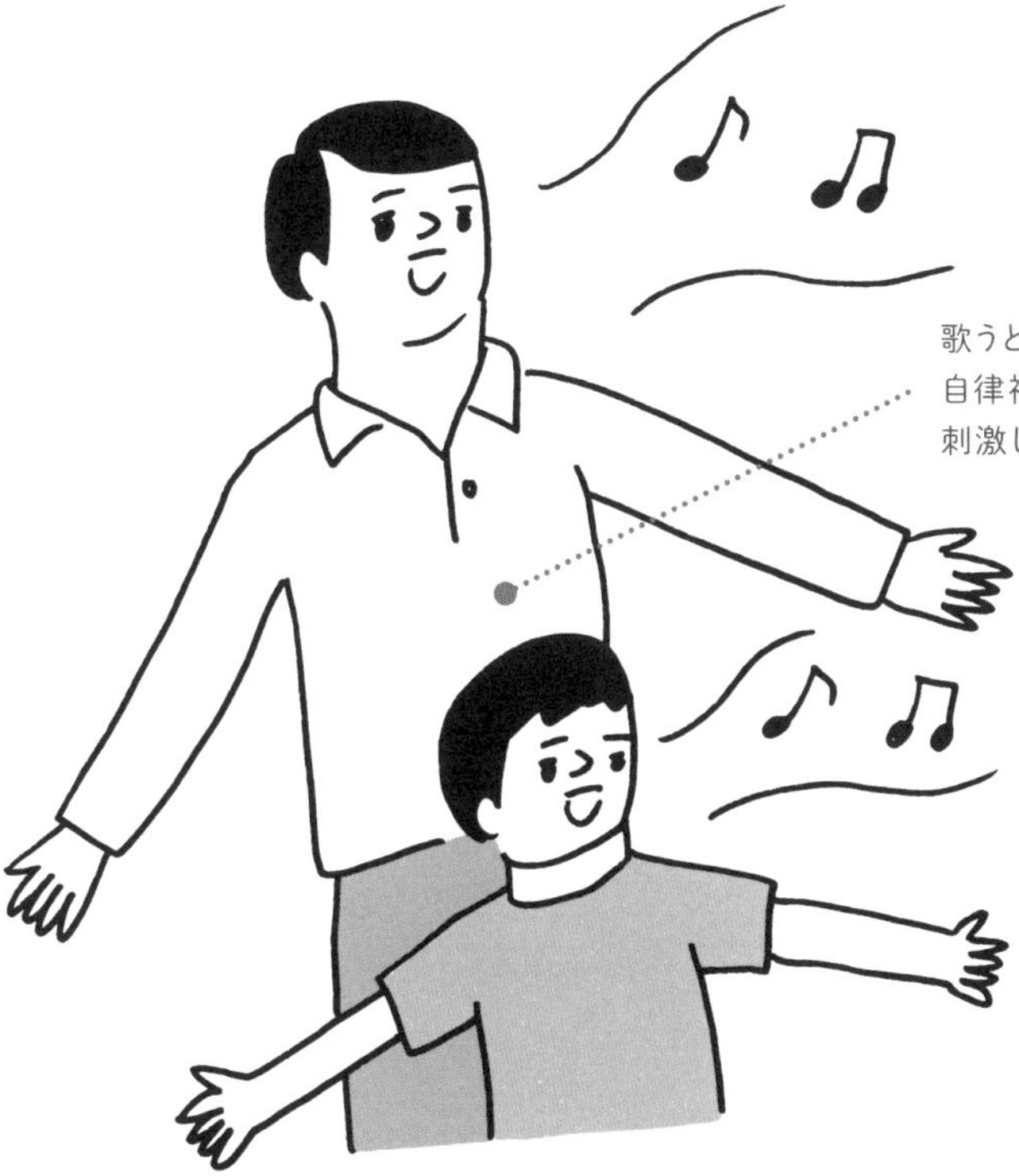

カラオケボックスで歌を歌うときは、大きな声を出して好きな曲を熱唱！ 歌い終わると気分がすっきりする、ということがよくあります。大きな声で歌を歌うとき、深く息を吸って声を出すため、横隔膜が大きく上下します。そうすることで、副交感神経が優位になり、リラックス状態になるのです。

歌うことで口の周りの筋肉が動き、唾液が多く分泌されるのですが、唾液の中にはコルチゾールというストレスホルモンが含まれています。歌う前と歌ったあとでは、ストレスホルモンが減るというデータもあるほど、歌うことはストレス発散に！

子どもが幼稚園や学校で習ってきた歌、お母さんのお気に入りの歌など、みんなのお気に入りの歌を親子で歌ってみましょう。ドライブ中など、シーンを変えても楽しめますね。

いいこと習慣

6

どこでもモミモミでスキンシップ

こんないいことが！

1 親子の距離が近づく

2 愛情ホルモンが分泌される

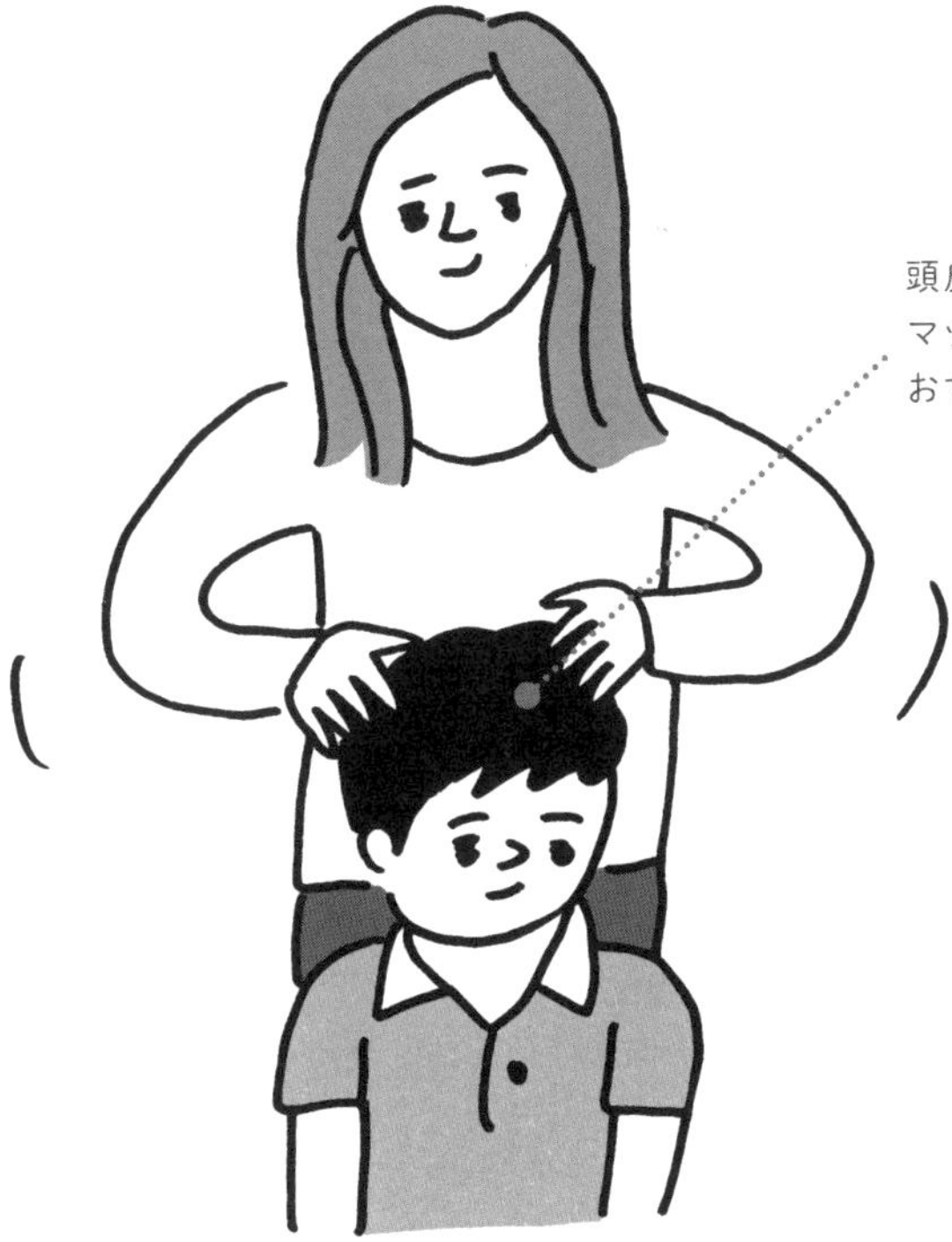

抱っこが多い幼児期を過ぎ、親子のスキンシップの回数が減り始めたのを寂しいと感じている人も多いのでは？　子どもにマッサージをしてあげることで、毎日定期的にスキンシップをしてはどうでしょう？　スキンシップをすると、親子ともにオキシトシンという愛情ホルモンが分泌され、副交感神経が優位になり、リラックスできます。

決まった場所をマッサージすることはもちろんいいのですが、子どもは同じ姿勢でいるのが苦手……。会話をしながら、ゴロゴロしているときになど、自由な姿勢で頭や手足をモミモミ、マッサージしてあげてください。マッサージをしていくなかで、子どもが〝痛気持ちいい〟と感じるところがマッサージポイント。きょうあったことを話しながら、親子でくっついてマッサージをして、愛情ホルモンを出しましょう。

7

すき間時間の深呼吸を習慣に

こんないいことが！

1 手軽にリラックスできる

2 いつでもどこでも実践できる

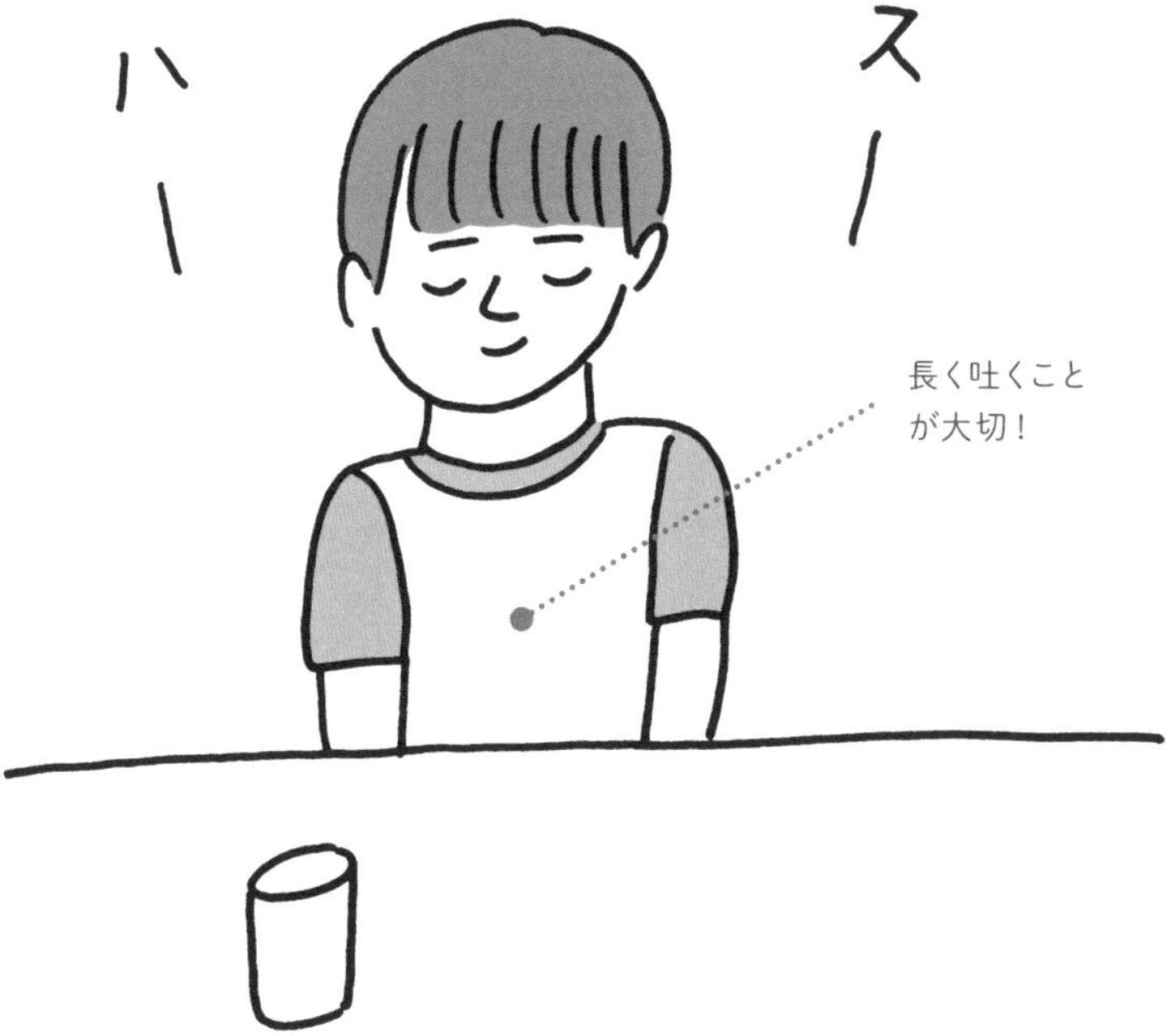

緊張したり、ストレスを感じたりすると、交感神経が優位になって呼吸が浅くなり、ストレスを感じやすい状態になります。そんなときは深呼吸をしてみて。「緊張したら深呼吸」などというように、深く呼吸をすると副交感神経が優位になり、気分が落ち着きます。
深呼吸のポイントは「長く吐くことを意識」すること。鼻から吸って口から吐いたほうが効果的ですが、子どもが上手にできないときは、吸うことよりもとにかく長く吐くことを意識させてください。
ごはんを食卓で待っているとき、お風呂に入っているとき、寝る前など、ちょっとしたすき間時間に深呼吸をする習慣をつけると、いつでも気持ちを落ち着けることができるようになります。

8

自律神経に効くツボ①「内関《ないかん》」

こんないいことが！

1 不安や心配が解消

2 乗り物酔いにも効く

内関のツボの位置

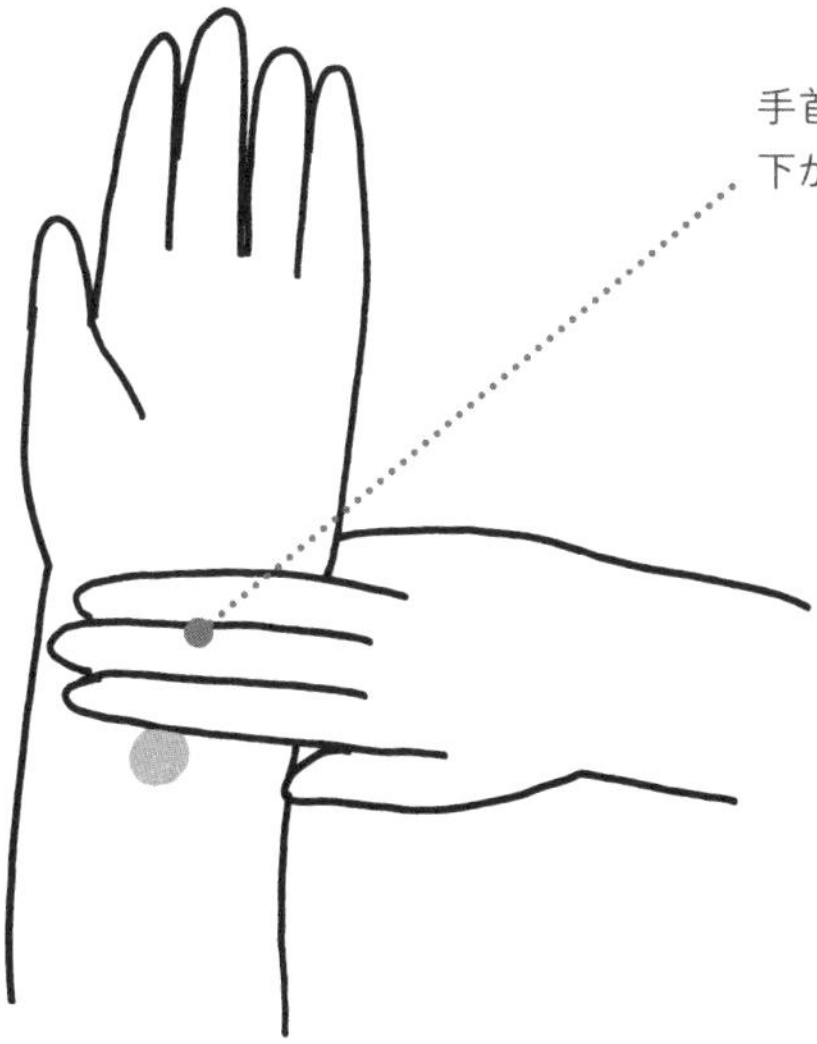

内関は、手首のシワから指3本分下がったところにあるツボ。左右の腕の同じ場所にありますが、押してみて痛気持ちいいと感じたほうを5秒ほどぐっと押して刺激してみてください。

自律神経のツボといえば内関というくらい代表的なツボで、不安や心配事などで不安定なときに刺激すると、副交感神経を刺激して気持ちが晴れやかに！　乗り物酔いや吐きけにも効くので、子どもとのお出かけのときにも覚えておくとよさそうですね。

9

自律神経に効くツボ②「丹田《たんでん》」

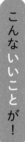

こんないいことが！

1 冷えを解消

2 腸の働きが活発になる

丹田のツボの位置

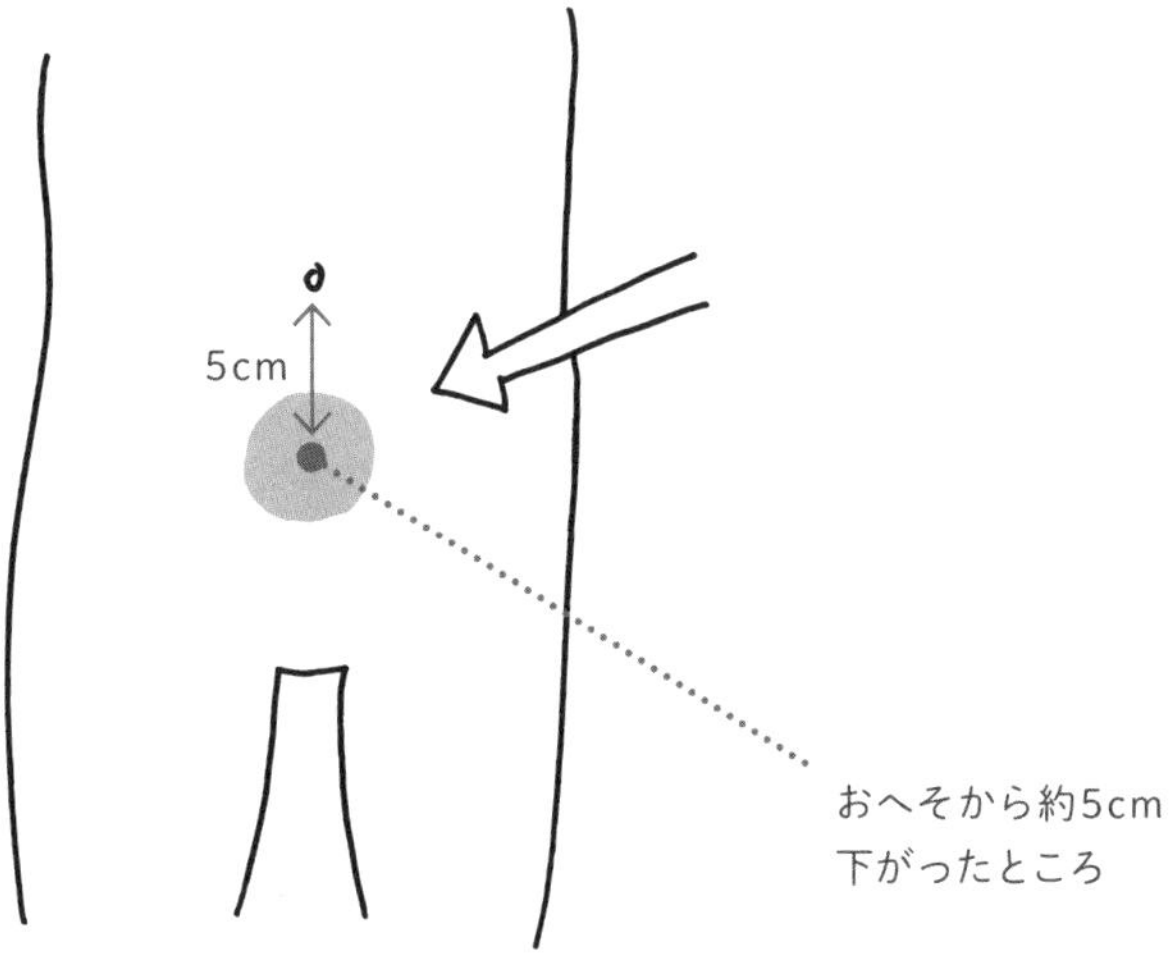

丹田は、おへそから約5㎝ほど下がった（指3本分ほど）ところにあるツボ（ゾーン）。ここは、押すというよりもあたためることで血流がアップして、体全体をあたためることができます。腸の働きも活発になるので、便秘も解消し、腸内環境を整えてくれる効能も。

深呼吸をするとき、鼻から息を吸って丹田に空気をためてからゆっくり息を吐くように意識をすると自律神経がいっそう整いやすくなります。

□ 10

自律神経に効くツボ③「百会《ひゃくえ》」

こんないいことが！

1 頭がすっきりクリアに

2 学力アップにもつながる

百会のツボの位置

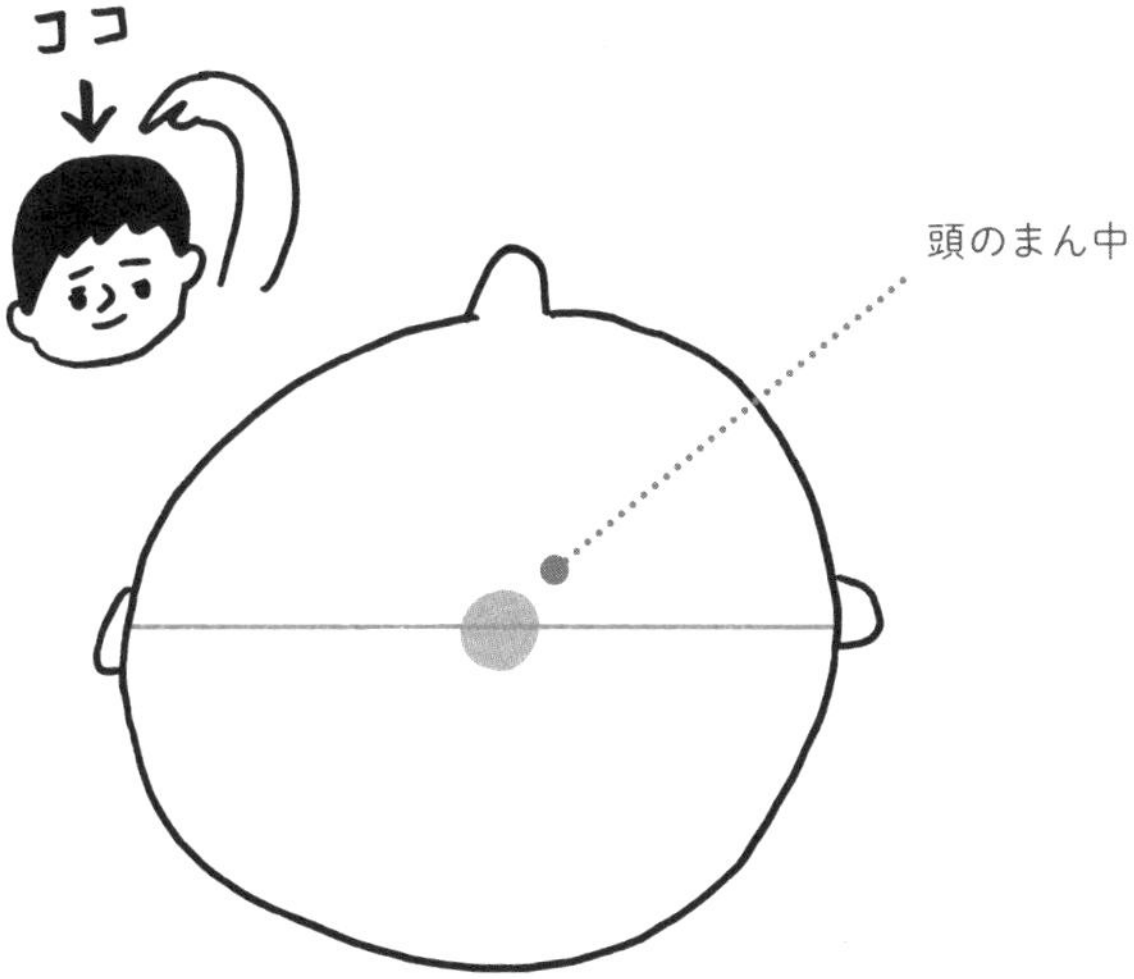

百会は、頭頂部のほぼ真ん中の部分、左右の耳を線で結んだときにちょうど真ん中あたりにあるツボ。ここを押すことで、脳や頭の血流がよくなって、脳に酸素や栄養をたっぷり届けることができます。さらに、脳の働きが活性化するので、子どもの学力アップにも効果が期待できます。

そのほかにも、抜け毛や頭痛、乗り物酔いなどにも効果があるとされているツボ。ちょっと力を入れて、親指で垂直に10〜20回押してみてください。

11

自律神経に効くヨガ①「チャイルドのポーズ」

こんないいことが！

1 リラックスできる

2 肩甲骨まわりがほぐれる

チャイルドのポーズ

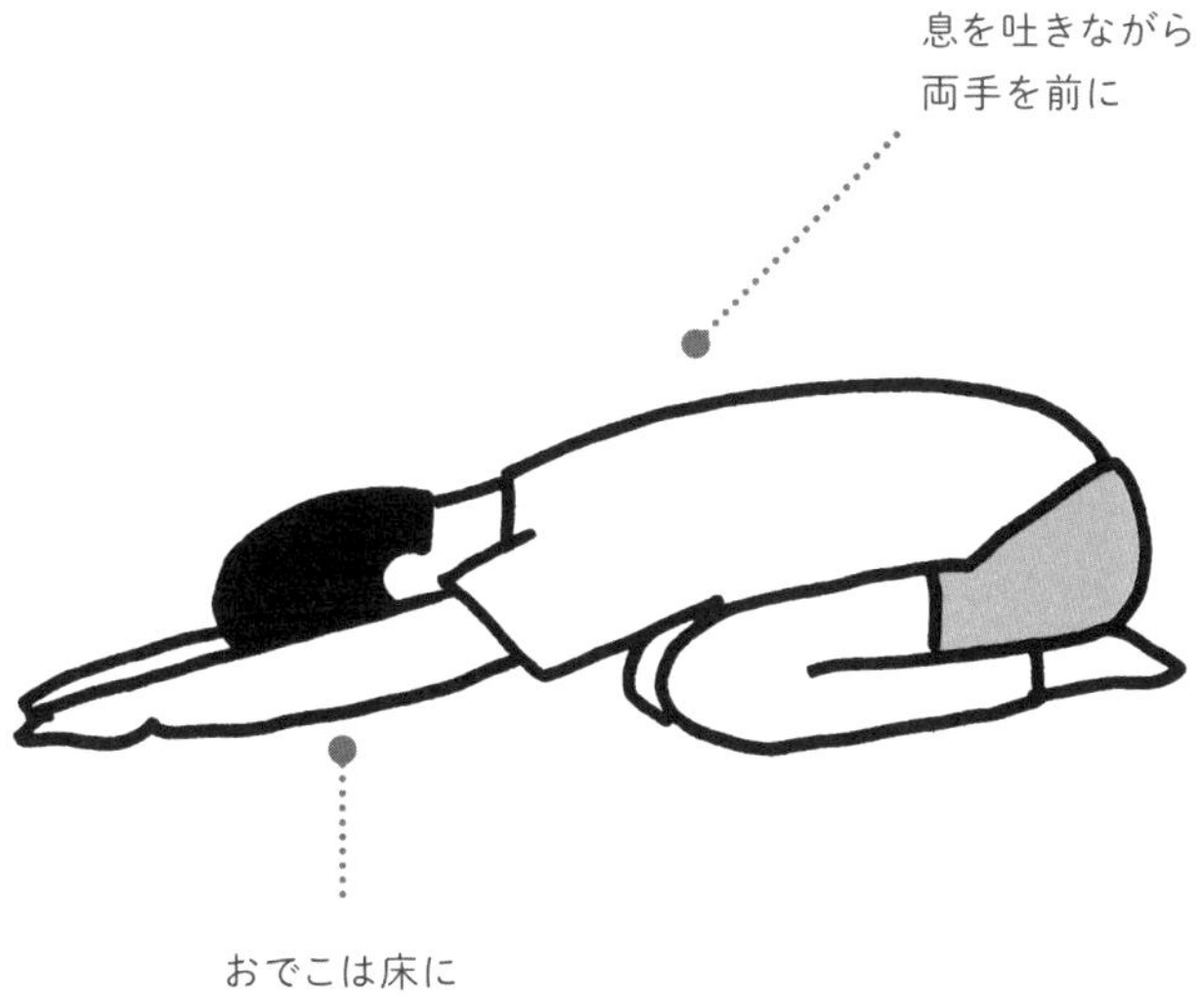

全身の血の巡りをよくするヨガも自律神経を整えるのにおすすめ。148〜153ページでは子どもが実践しやすい3ポーズを紹介します。

チャイルドのポーズは、気持ちが高ぶっているときにおすすめ。

左右の足の親指を重ねずに正座をして、両手を前方の床にベタッとくっつけます。息を吐きながら手を前にすべらせるようにスライドし、おでこを床につけ、首や肩の力を抜き、背中や腰は丸くなった状態をしばらくキープ。

上半身を倒すことで、首から腰までが伸び、筋肉をリラックスさせて、副交感神経を刺激することができます。気持ちが高ぶっていても、スーッとリラックスできるのでおすすめ！

12

自律神経に効くヨガ②「コブラのポーズ」

↓

こんないいことが！

1 ストレス解消

2 背骨を強化して姿勢を改善

コブラのポーズ

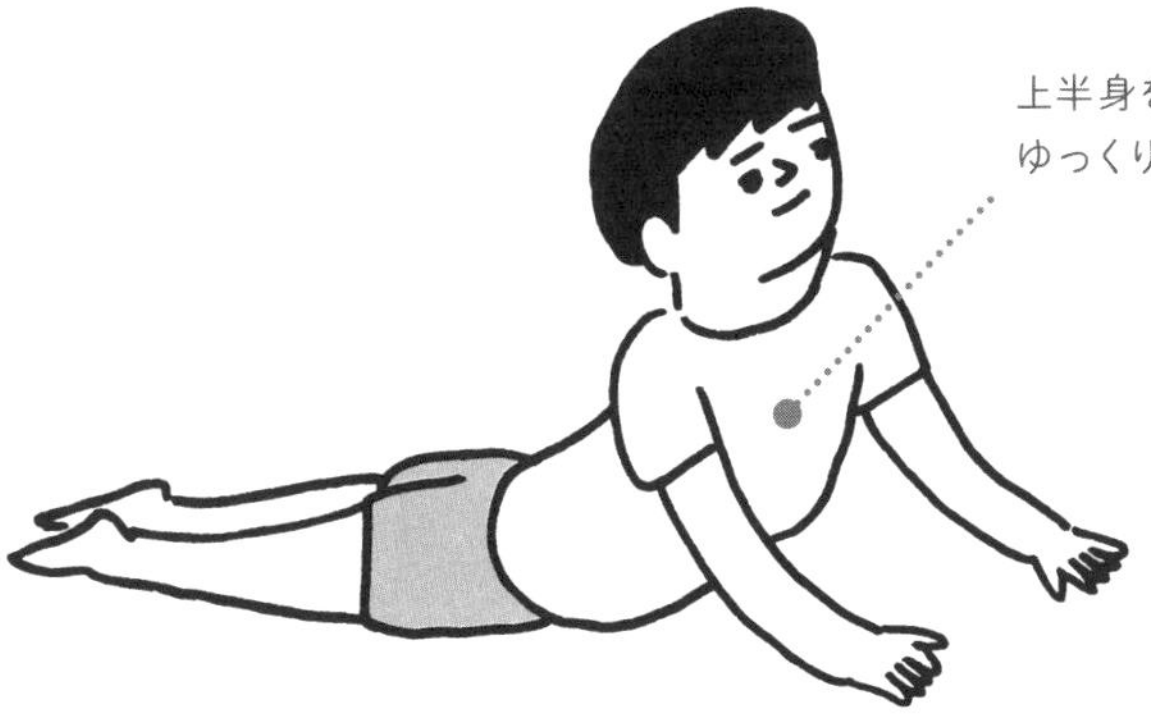

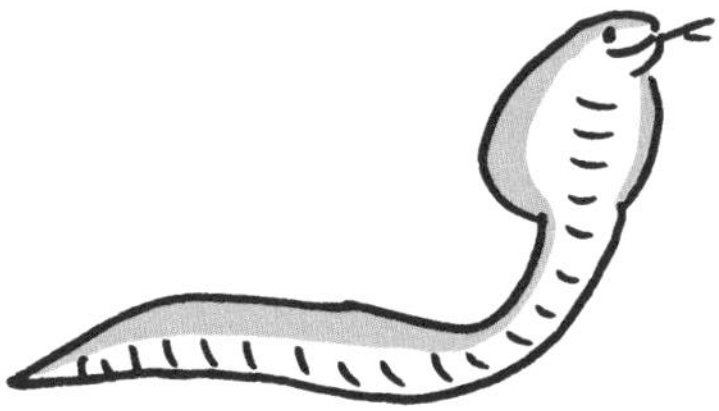

コブラのポーズは、寝る前など子どもをリラックスさせたいときにおすすめ。

うつぶせに寝て、両足のかかとをつけます。胸の横に手をつき、上半身をそらします。このとき、下腹部に力を入れて、5回くらい深く呼吸をしましょう。ポイントはおしりと背中の力で上半身をそらすこと。

胸骨を開いて深呼吸をすることで、肺にたくさんの酸素が入り、副交感神経が活発になります。また、背骨の強化にもつながります。

13

自律神経に効くヨガ③「猫のポーズ」

こんないいことが！

1 リフレッシュできる

2 心地よく眠りにつける

猫のポーズ

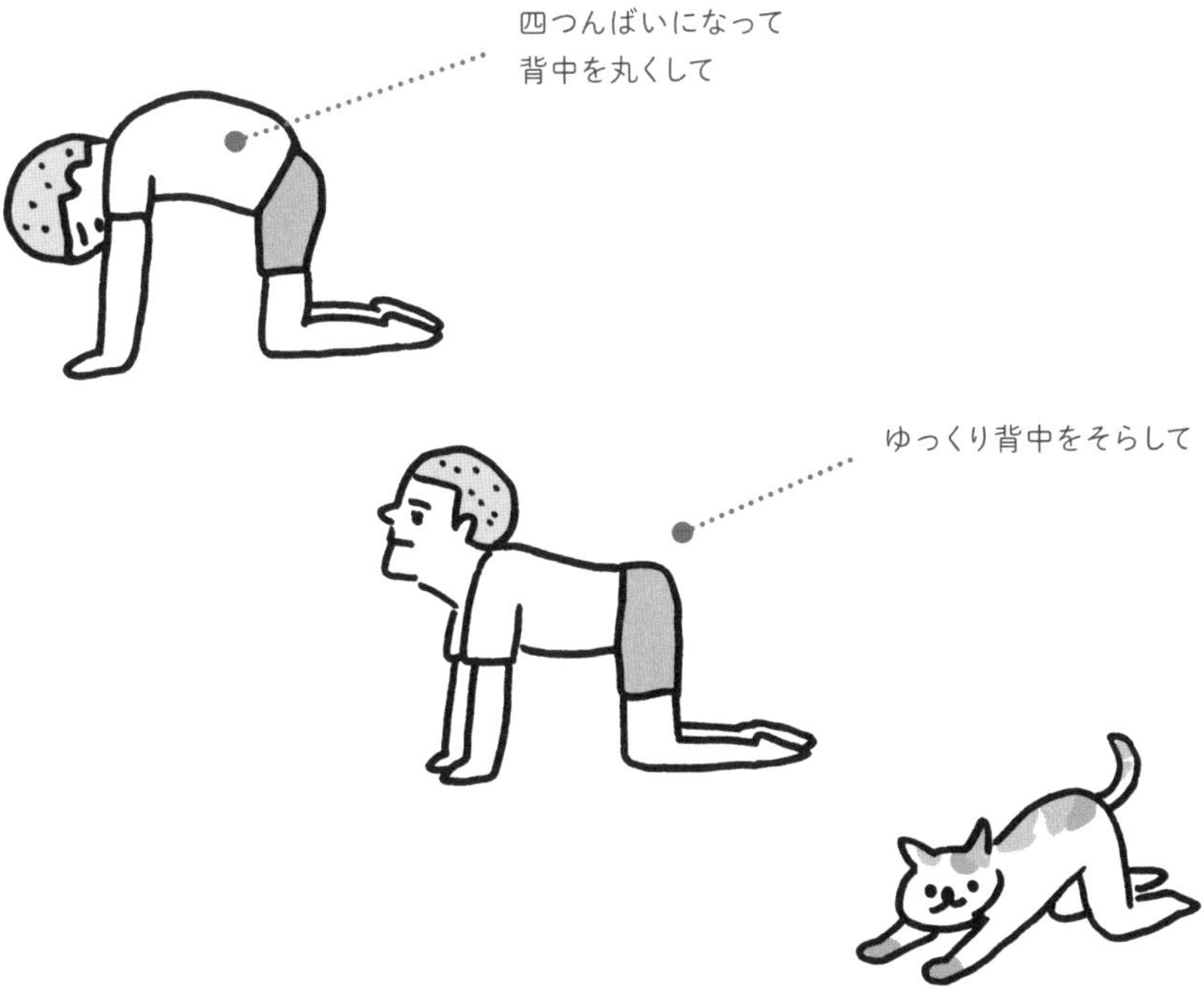
四つんばいになって
背中を丸くして
ゆっくり背中をそらして

猫のポーズは寝る前に行いたいヨガ。

肩の下に手が、骨盤の下にひざがくるように四つんばいの姿勢になります。おへそのあたりを見て、息を吐きながら背中を丸くし、猫が背中を丸めているところをイメージしましょう。息を吐ききったら、今度は息を吸いながら頭を上げて、背中をそらしていきます。これを何度かくり返しましょう。

寝る前に行うと、リラックスモードになり、心地よく眠りにつくことができます。肩こりの解消にも効果があるので、お母さんも試してみて。

いいこと習慣
コラム④

めざせ！　発熱ボディ
筋肉をきたえると自律神経もきたえられる

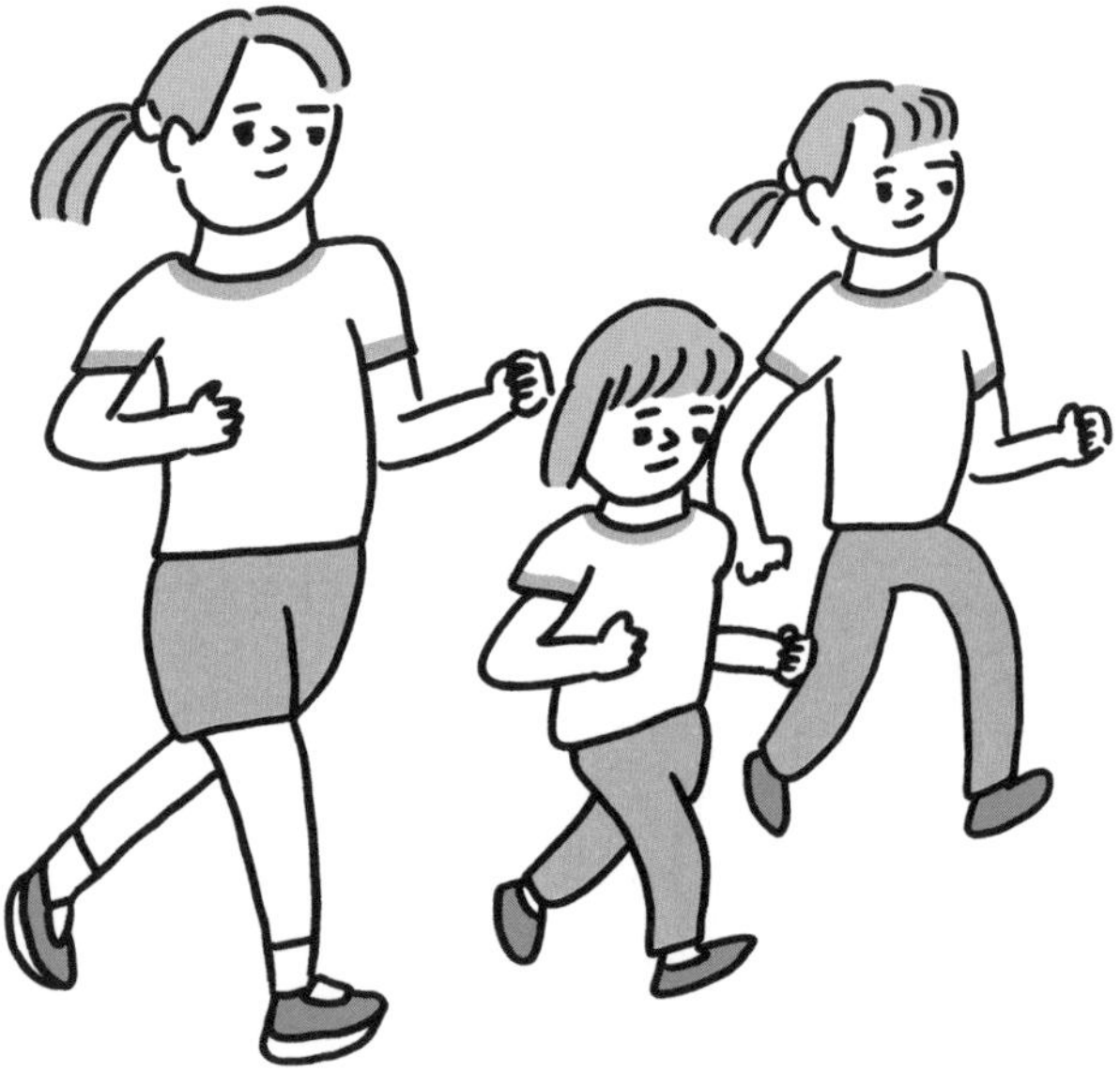

イシハラクリニック副院長の石原新菜先生は、院長である父の石原結實先生に子どものころから「とにかく運動をしなさい」と言われていたんだとか。いまでは自身の２人の娘さんといっしょに体を動かすことを楽しんでいるそうです。

「自律神経を整えるうえで、冷えは大の天敵！　体の中からあたためる方法としていちばん手っとり早いのは、筋肉をきたえることです。筋肉は体内での熱産生器官。筋肉をきたえて増やすことで自家発電のように熱を作ることができるのです。

自律神経にいいことがいっぱい！

筋肉の役割

①体温を上げる

②基礎代謝を上げる

③むくみをとる

④血糖値を下げる

⑤血圧を安定させる

⑥ストレスに強くなる

⑦気分をよくする

わが家の娘たちは3才のときから器械体操やスイミングなど、体を動かす習い事をしていました。そのため、9才と11才になったいまでも、体を動かすことが大好き！　ふだんから私と3人で30〜40分ジョギングしたり、休日は公園で思いっきり遊ぶことを楽しんでいます。外に出られないときは、ストレッチから始まり、逆立ち、ラジオ体操、筋トレなど、さまざまな運動にチャレンジしています。

大切なのは、どんな運動をするかより、体を動かすことを好きになって、運動をする習慣をつけることだと思います。筋肉を動かすことはメリットがたくさん！　みなさんも運動の習慣を身につけて、発熱ボディをめざしましょう」

第5章

アロマ、洋服の着せ方、検温etc.

ほかにもとり入れたい〝いいこと〟習慣12

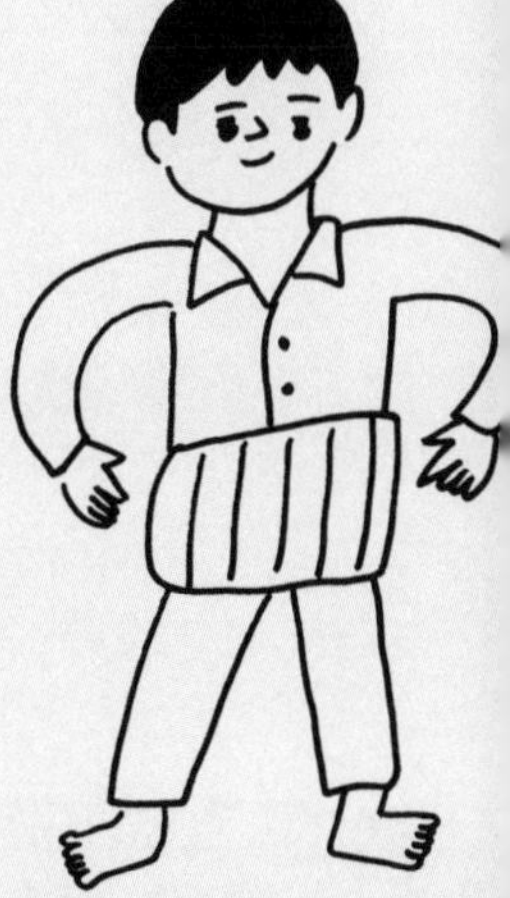

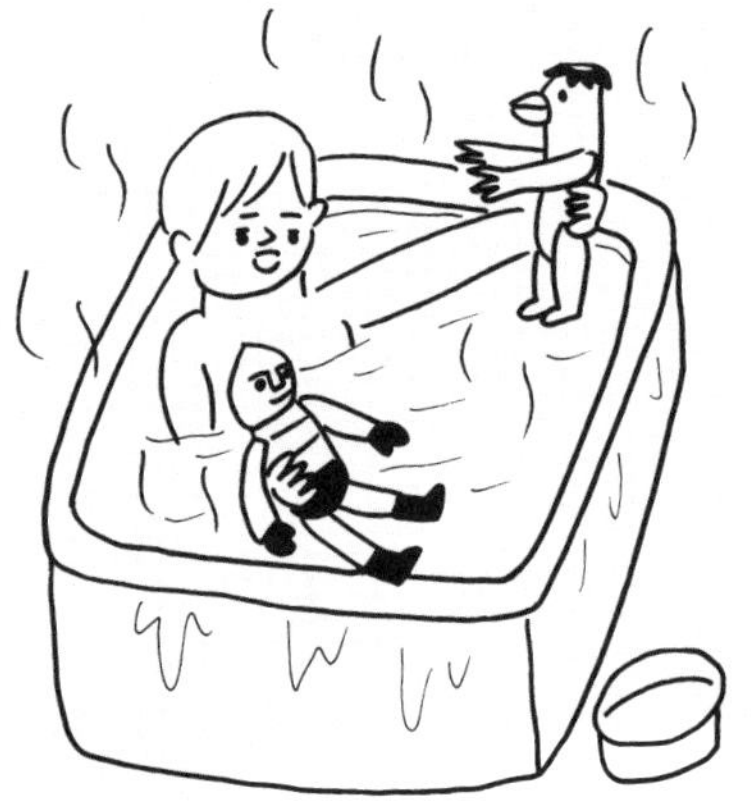

これまで紹介した生活リズム、睡眠、食、運動以外にも、生活のちょっとしたことを見直すだけで、自律神経を整える方法がまだまだあります！　トライしやすいものから、とり入れてみましょう。

生活を少し見直すだけ！おうちで簡単にできる〝いいこと〟習慣

子どもの体温を毎日はかっていますか？　寝るときの下着はどんなものを着せていますか？　ここまで紹介してきた方法以外にも、検温や着せ方の工夫など、子どもの自律神経を整えるための方法はまだまだあります。

もし**「うちの子、自律神経が乱れているかも」と感じたら、まずはお母さんやお父さん自身の行動も見直してみてほしいと思います。**親のお風呂の時間が短ければ、子どもは「お風呂はサササッと入ればいい」、お母さんがジュース好きだと「お母さんが飲んでいるものが飲みたい」、そう感じるものです。子どもにとって、親のなにげない言葉や、ふだんからしている行動はとても影響力があるので、これを逆手にとって子どもが親のまねをするように誘導してみましょう。大人の生活習慣を見直すことで親子で自律神経が整って、心身ともに健康になることができます。

いままでアロマセラピーをとり入れていなかった家庭で、アロマをたく習慣をとり入れてみるだけで、子どもの体調や生活リズムが整うこともあるでしょう。むずかしく考えず、新しい生活習慣をとり入れてみたり、見直したりしてみましょう。

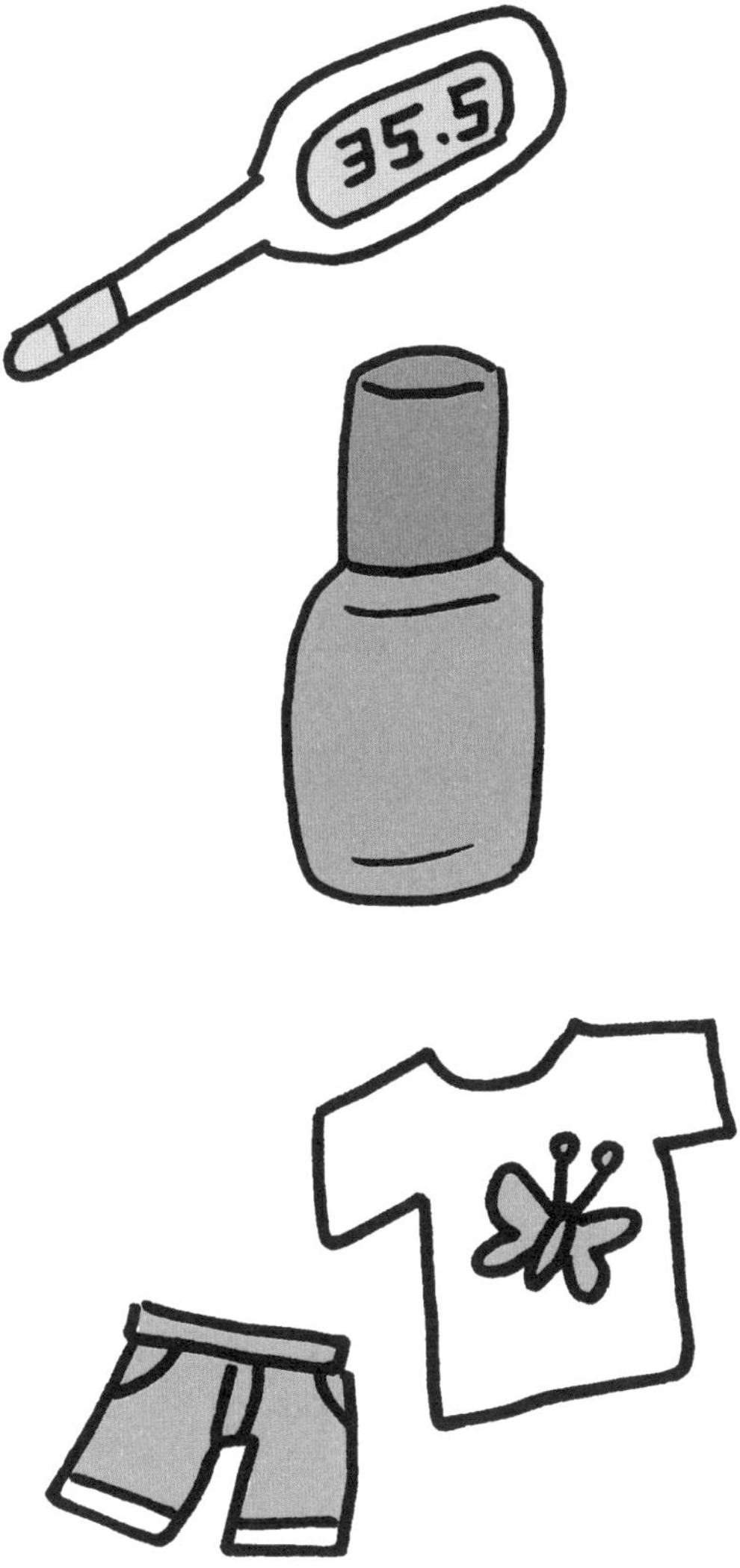

□ 1

検温

朝10時の検温で正しい平熱がわかる

こんないいことが！

1 本当の平熱がわかる

2 暮らし方を見直せる

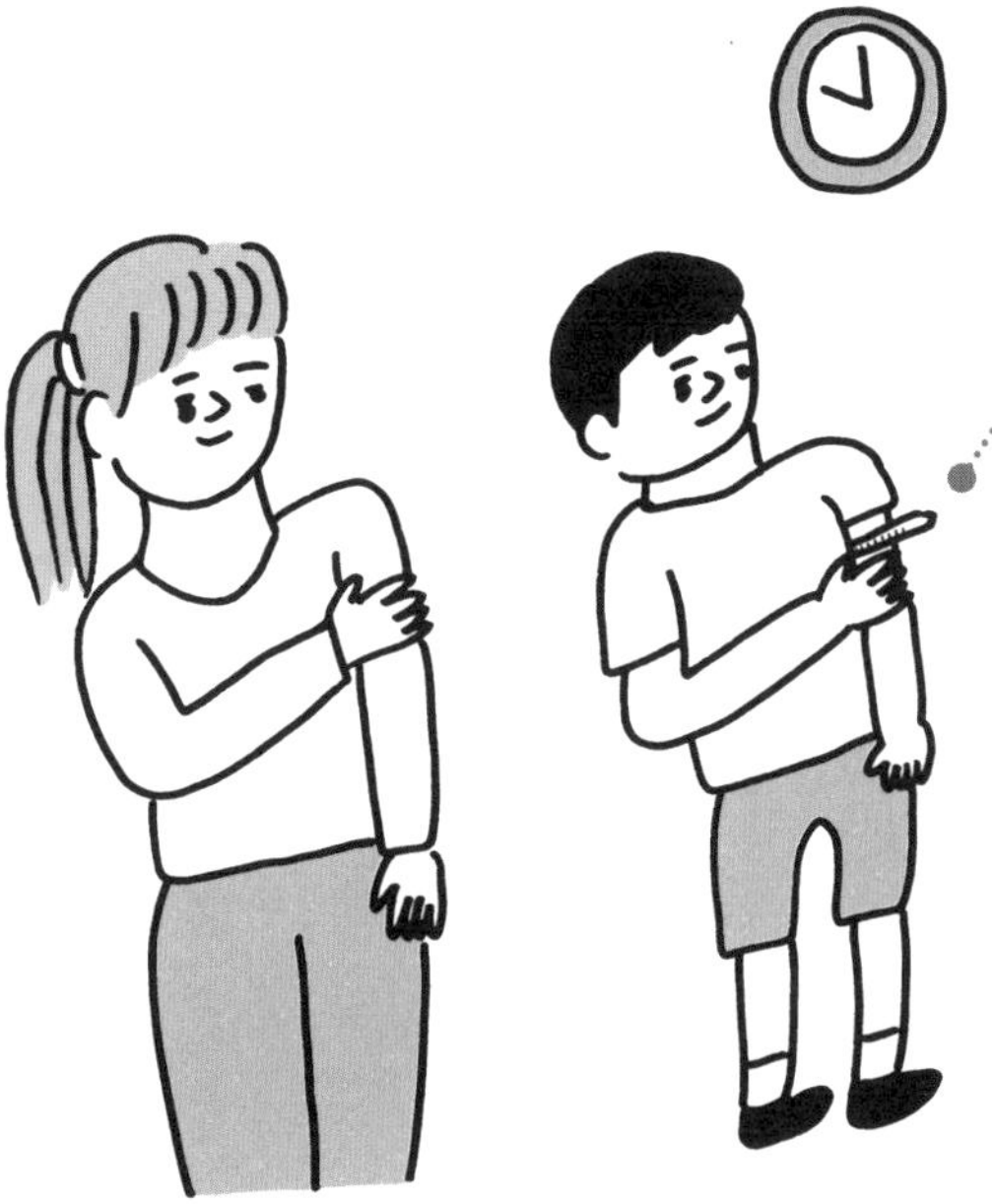

60年ほど前の子どもの平熱は約37度でしたが、いまでは36度台前半。なかには35度台の小学生もいます。低体温は自律神経を乱れさせる要因になりますが、はたして子どもの正しい平熱を知っているでしょうか？

体温は午前4時ごろがいちばん低いといわれ、そこから午後～夕方にかけて高くなる傾向があります。本当は一日の中で何回かはかり、それらを平均すると正確な数値が出ますが、何度もはかるのはなかなかむずかしいもの。一発で目安を知るなら、午前10時ごろの体温が平熱に近いといわれています。平日の10時にはかるのはむずかしいので、休日にはかってみてください。

もし、平熱が36・5度以下だったとしたら、食べるものを見直す、運動をするなどの体温アップの習慣を強化しましょう。体温が上がると自然と自律神経も整ってきます。

2

生活の見直し

親の生活習慣を見直すと、子どもも変わる！

こんないいことが！

1 子どもがいい影響を受ける

2 家族みんなで健康に！

夜は子どもといっしょに早寝しよう！

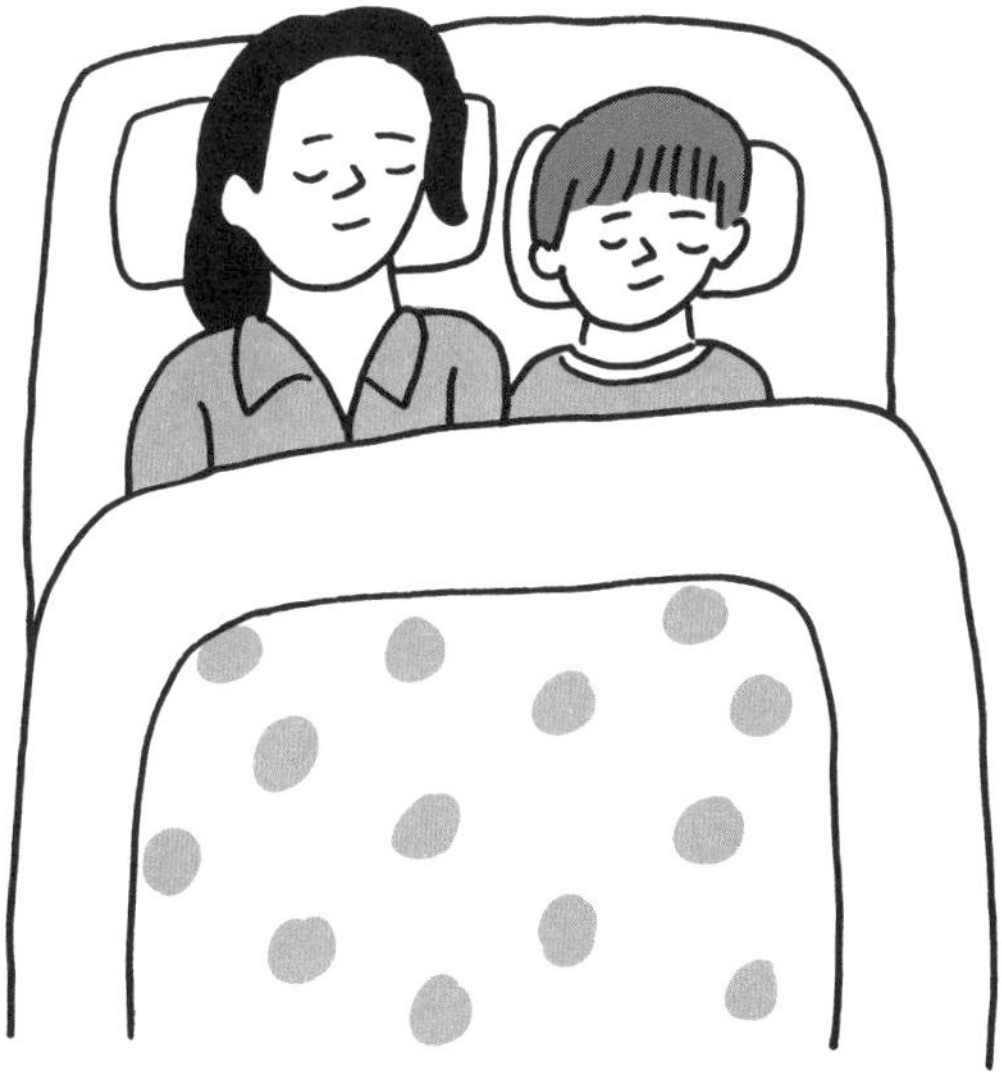

早寝早起きや和食をメインで食べる、体をあたためるなど、自律神経によいとされていることを子どものために！ と思ってがんばるあまり、自分のことは二の次にして、子どもだけにやらせていませんか？

体質が遺伝することは医学的にもあることですが、それよりも影響を受けやすいのは、お母さんやお父さんのふだんの暮らしぶりです。時間がないからと早食いしていたり、寝る直前までスマホを見ていたり、〝ついつい〟ってことがよくありますよね。

子どもたちはお母さんやお父さんをよく見ています。大人が自律神経が整う行動をしていると、子どももあたりまえのようにまねをするもの。まずは大人から生活習慣を見直してみましょう。

□ 3

着せ方

腹巻きでおなかをあたためる

こんないいことが！

1 血流がよくなる

2 虚弱体質が改善される

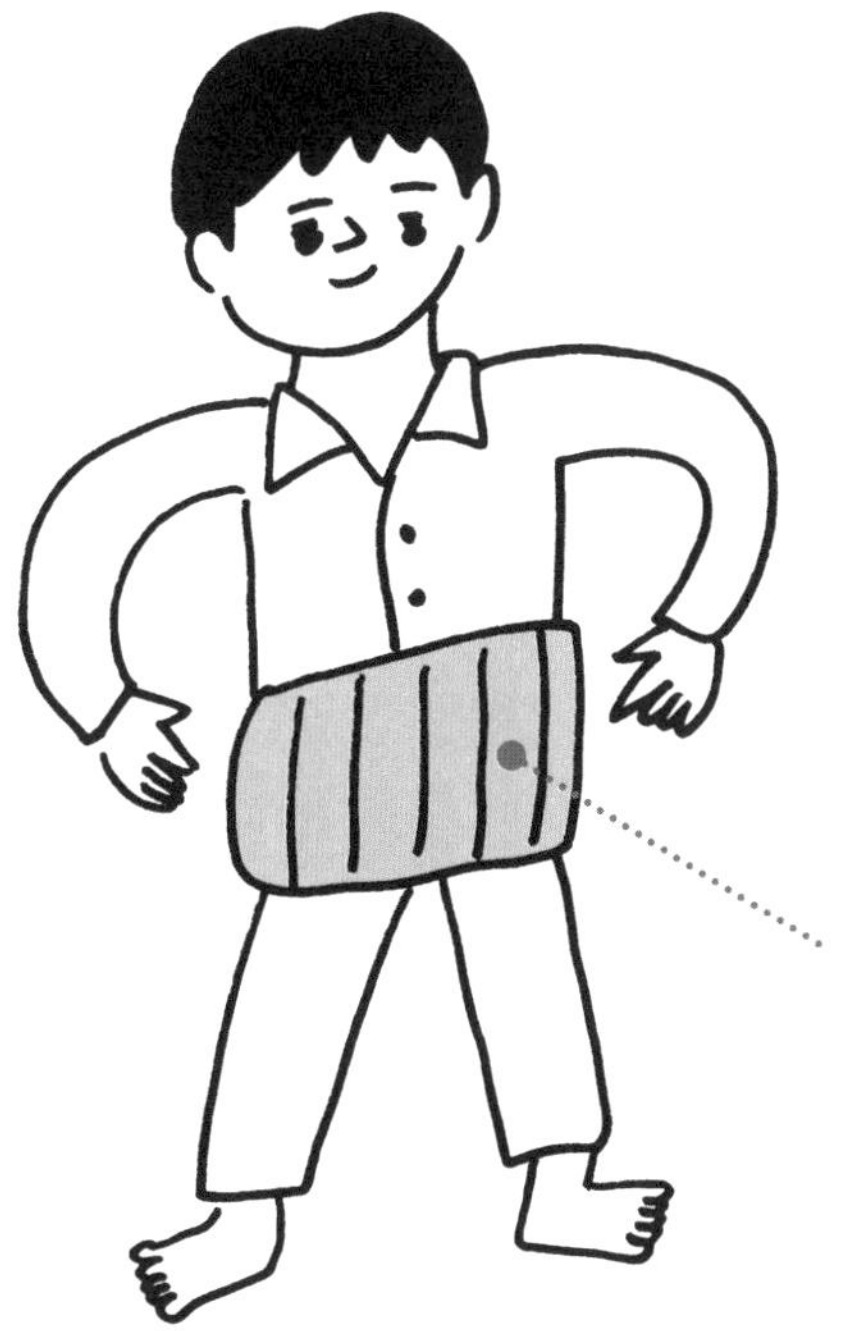

子どもの腹巻きは
薄手のタイプが
おすすめ

漢方の世界ではおなかは「お中」、つまり体の中心とされています。おなかにはほとんどの内臓が詰まっていて、とても大切な場所。自律神経を整えるためには、くり返しになりますが、内臓が元気に働くことが大切です。そのために、おなかをあたためて、常に血流がいい状態を心がけましょう。

もともと冷え性の子はもちろん、暑がりだから寝るときはタンクトップ一枚、なんて子も腹巻きだけは忘れずに！　特に気温が高い夏はアイスや冷たいジュース、すいかやトマトなど、体を冷やすものを食べがち。胃腸が冷えると免疫力が下がって、下痢・嘔吐・腹痛など、胃腸の炎症も起こしやすくなります。腹巻きをすることで、胃腸炎などの予防にもなります。

4

着せ方

おうちではレッグウォーマーを習慣に

こんないいことが！

1 血流がアップする

2 熱を足先から発散して暑くなりすぎない

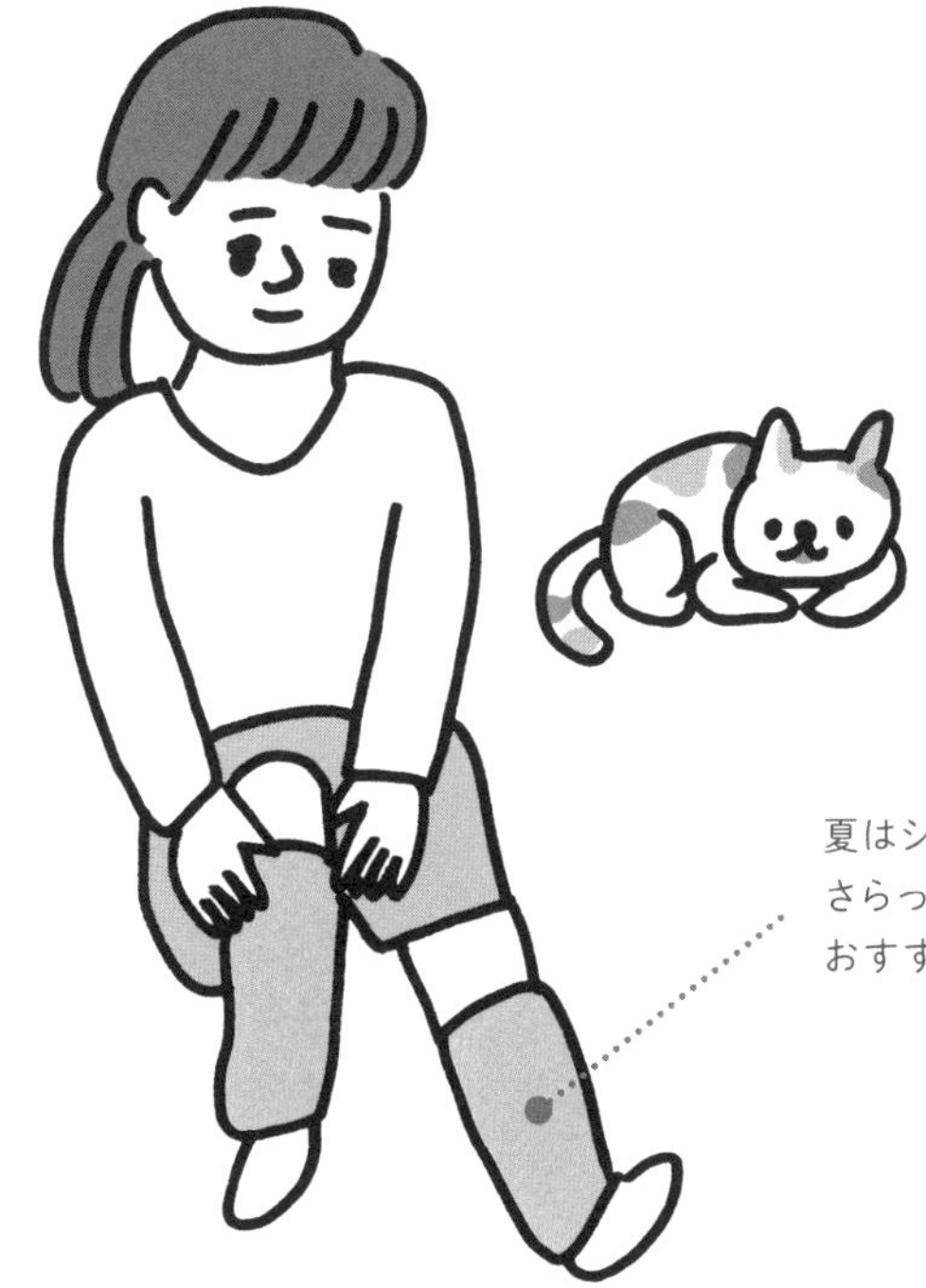
夏はシルクなど
さらっとした生地が
おすすめ

体の中の3つの首（首、手首、足首）の冷えは、全身の冷えにつながります。冷えることで血流が悪くなり、自律神経も乱れがちに。冬はしっかりあたためるけど、子どもも多いですが、夏は半袖短パン、なんて子どもも多いですが、夏の屋内はエアコンで冷えていることが多く、冬と同じくらい冷えに注意しましょう。

「頭寒足熱（ずかんそくねつ）」という言葉があるように、3つの首の中でも特にあたためたほうがいいのは足首。寝るときに寒いからと子どもに靴下をはかせている人がいるかもしれませんが、それでは熱が発散されずにあたためすぎて逆に寝苦しくなってしまうことも……。足先が出ているレッグウォーマーなら、足首はあたためつつ、きちんと熱も発散してくれるので一年中はくことをおすすめします。

□ 5

着せ方

寝るときの下着は綿100%

こんないいことが！

1 肌ざわりがいい

2 汗を吸収して放出するから寝汗で冷えない

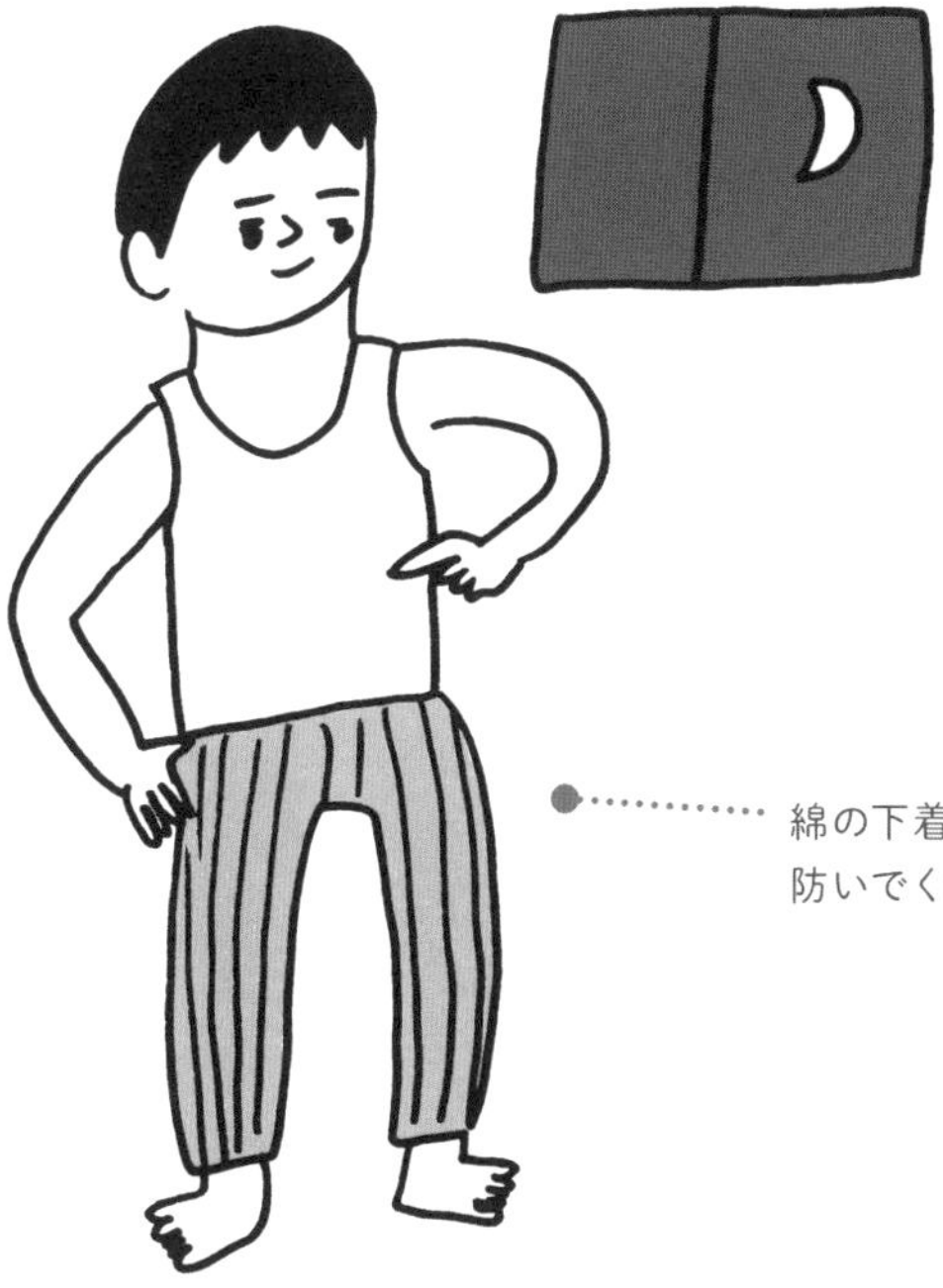

綿の下着は寝冷えを防いでくれます

最近は、化学繊維の下着（機能性インナー）を着ている子どもがたくさんいます。寒い冬や暑い夏、日中に着せる下着は化学繊維のものでもいいのですが、寝るときには要注意！

化学繊維は、あたためたり冷やしたりを機能的にしてくれる半面、あたためすぎ、冷やしすぎになることもあるのです。日中は汗をかいたら着がえることができますが、夜は寝汗で冷えても着がえられないので、自律神経の乱れを引き起こす要因に。その点、綿は蒸れにくく、汗を吸収して放出してくれるので、寝汗で冷える心配もありません。季節にかかわらず、自律神経のためには、寝るときの下着は綿１００％のものがおすすめです。

6

寝具

布団は横がけにして足を出す

こんないいことが！

1 寝冷えしない

2 布団を蹴らなくなる

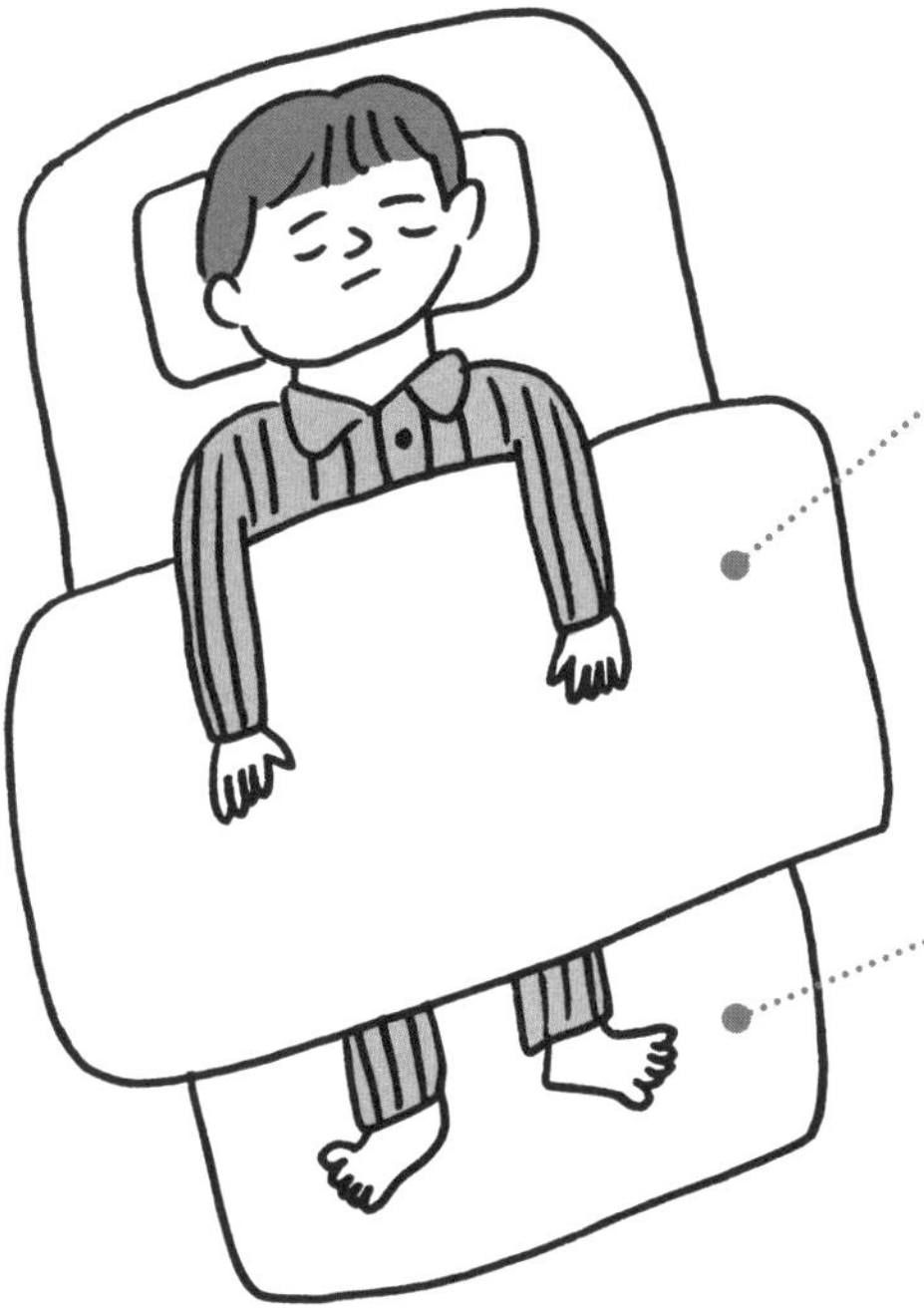

寝ているときの子どもは、布団を蹴飛ばしがち……。夜中に起きて、布団をかけ直してあげるお母さんも少なくないはず。寝ているときに体温が高くなって布団が暑い！と感じて蹴飛ばすものの、寝汗などで冷えて寒さを感じてしまうことも。

体が冷えると血流が悪くなり、自律神経の乱れにもつながるので、寝冷えには注意が必要です。寝冷えを防止するために、掛け布団を横向きにかけて、足先が出るようにしてみましょう。寝ているときにたまった熱が足先から逃げ、ほどよいあたたかさをキープできます。胸からおしりの下あたりまで掛け布団がかかるようにするのがポイントです。

7

お風呂

41度のお湯に10分つかって

こんないいことが!

1 体温がぐっと上昇する

2 夜ぐっすり眠れる

湯船に入ると体温がUP！

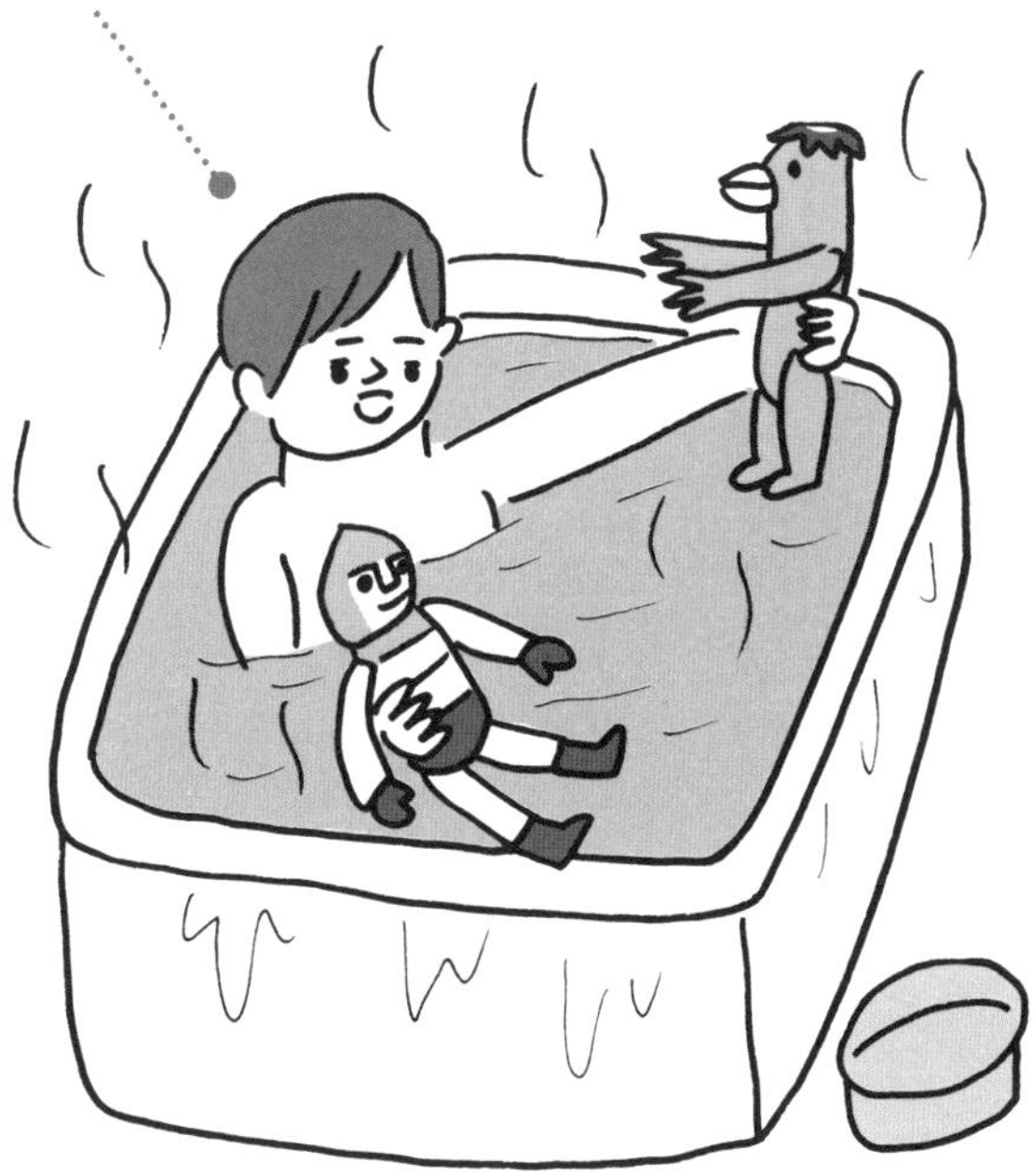

一度上昇した体温が下がってきたときに、心地よい眠りにつけるといわれています。つまり、入浴してぐっと体温を上げておくことで、起きているときの交感神経から、寝るときの副交感神経への切りかえがしやすくなり、早寝や熟睡に導いてくれます。そのためにも、湯船に入る時間がある夜は10分はつかりたいもの。

ただ、子どもを10分間お風呂の中に座らせておくのは至難のわざですよね。ここでいう10分とは、お風呂のふちに座って歌を歌う、お風呂の中で立っておもちゃで遊ぶなどの動作も含めての10分です。夏は特に、子どもは「暑い！」と言って出たがります。そんなときはおもちゃやお風呂ポスターなどを利用して、ゆっくりあたたまるようにしましょう。

ゆっくり入浴することにより熟睡できると、翌日の集中力や記憶力アップにもつながって、一日を有意義に過ごすことができます。

8

お風呂

炭酸入浴剤で効率的に血流アップ

こんないいことが！

1 炭酸が血管を刺激して血流がよくなる

2 リフレッシュできる

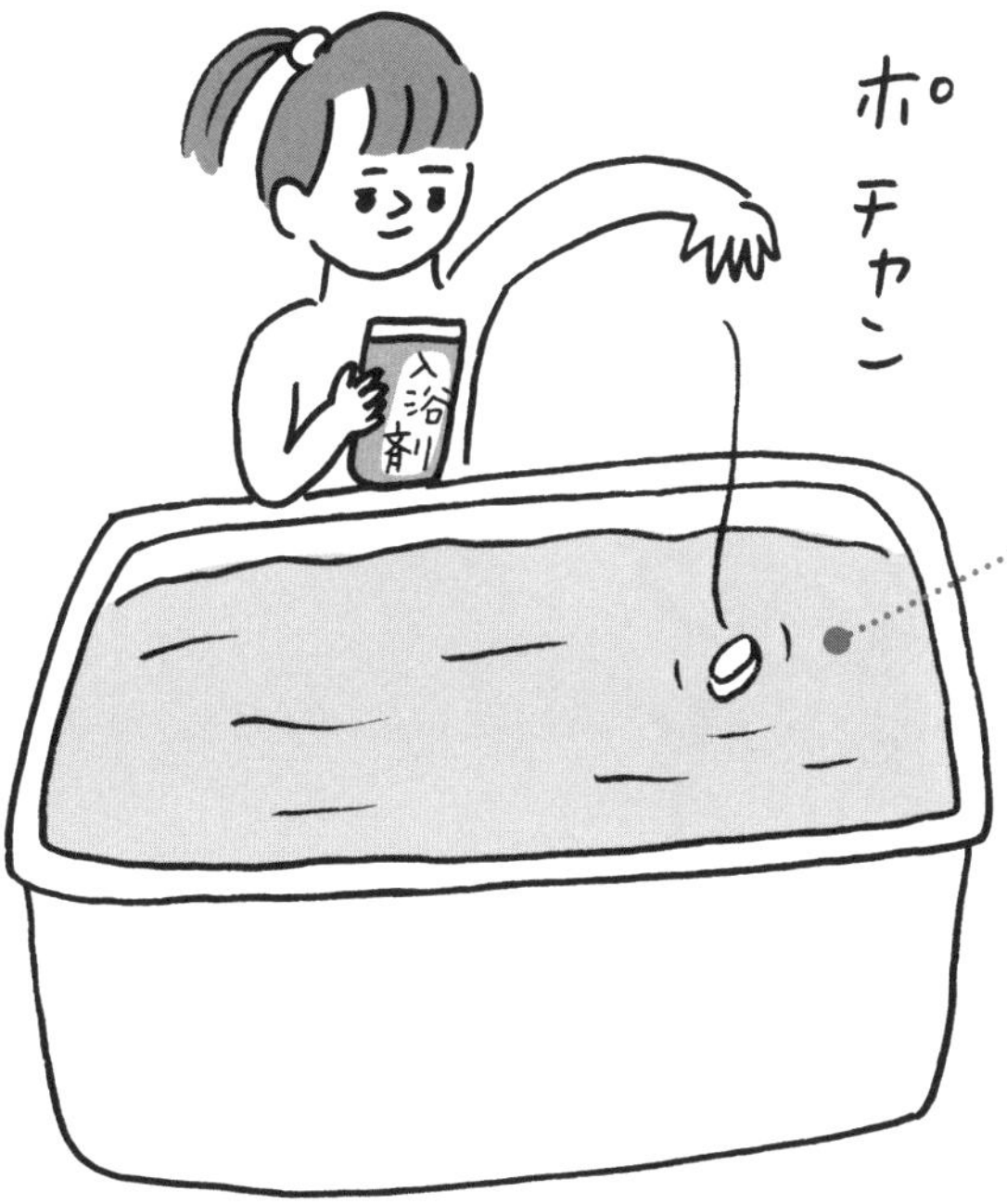
ポチャン
入浴剤
炭酸の泡が
血管を刺激して
血流をUP

入浴剤には種類がたくさんありますが、なかでも血流アップの効果がある炭酸入浴剤がおすすめです。

炭酸入浴剤をお風呂に入れたときに出てくるシュワシュワとした泡は、目に見えなくなってからもお湯の中に残り、皮膚を通じて体内に入り込み、血管を刺激します。そのおかげで血流がアップして、体がポカポカになり、老廃物の排出を促してくれる効果もあります。

10分お湯につかる時間がないときなど、炭酸入浴剤を使ってみるのもいいですね。日によって香りをかえて、子どもといっしょに温泉気分を味わってみてください。

9

アロマ

起床前のアロマスプレーで目覚めすっきり

こんないいことが！

1 寝起きの悪さが解消される

2 やる気が出る

アロマスプレーの作り方

準備するもの

○30㎖のスプレー容器
※アルコール対応のもの
※できればガラス製
○無水エタノール5㎖
※薬局で購入可能
○好みの精油
○精製水25㎖

作り方

①清潔なスプレー容器に無水エタノールを入れる。
②精油を6滴加え、容器を軽く振ってまぜる。
③精製水を加え、容器のふたを閉め、よく振ってまざったら完成。精油と水は分離しやすいので、使うときは必ずよく振ってから使います。保存期間は冷暗所で2週間程度。

※エタノールが含まれているので、火の近くで使ったり保管したりしないでください。
※家具や布にスプレーすると変色やシミになることがあるので、あらかじめ目立たない場所で試してから使うと安心です。

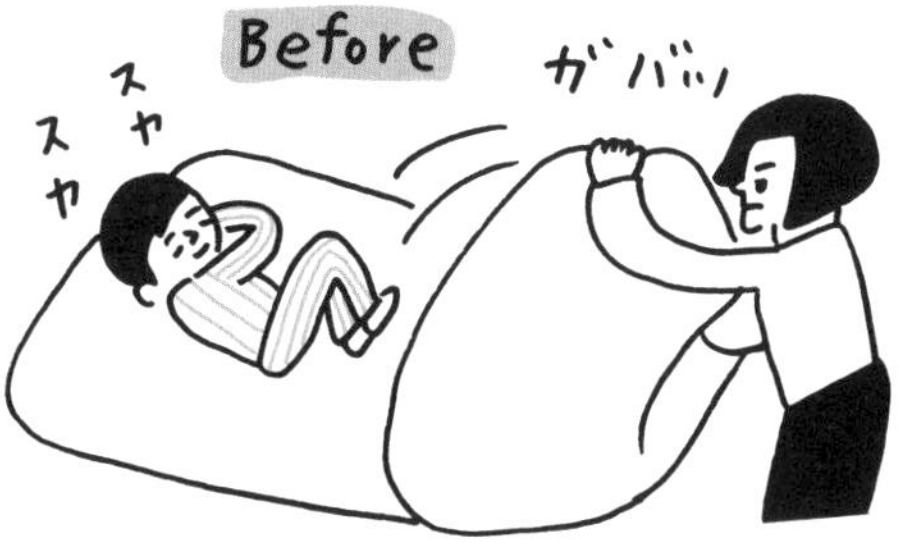

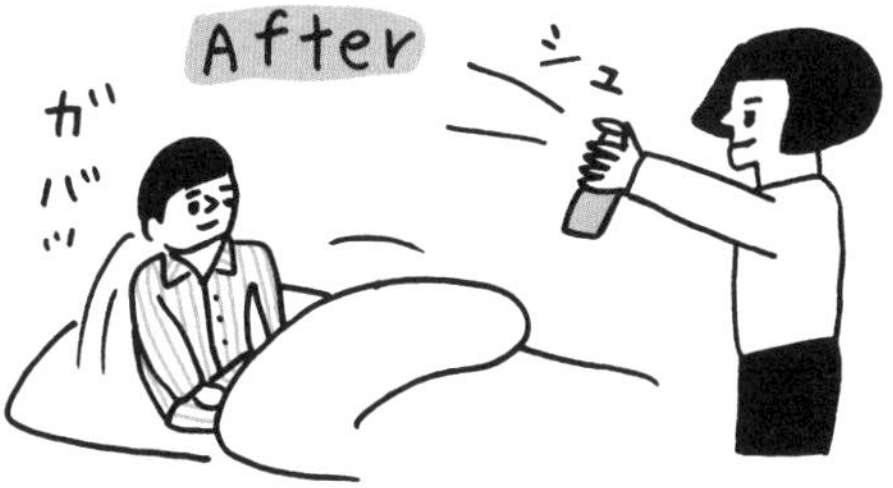

アロマの香りも自律神経を整えるのに効果を発揮します（184〜189ページ参照）。さまざまな香りがあるアロマオイルですが、中でも、やる気を出したいときはグレープフルーツやペパーミントの香りがおすすめ！　朝、子どもを起こすときにアロマスプレーを寝室にシュッとひと吹きする。子どもが起きてすぐに香るよう、リビングでアロマをたいておくなど、どんな方法でもOK。香りのおかげで交感神経のスイッチが入ってすっきり目覚めることができるでしょう。

逆に、夜リラックスしたいときにはラベンダーやマンダリンの香りがおすすめです。アロマオイルを使って、朝と夜のリズムをつくって自律神経を整えましょう。

10

アロマ

お出かけ前にハンカチに精油を1滴

こんないいことが！

1 外出先でもリラックスできる

2 外でも気軽にできる

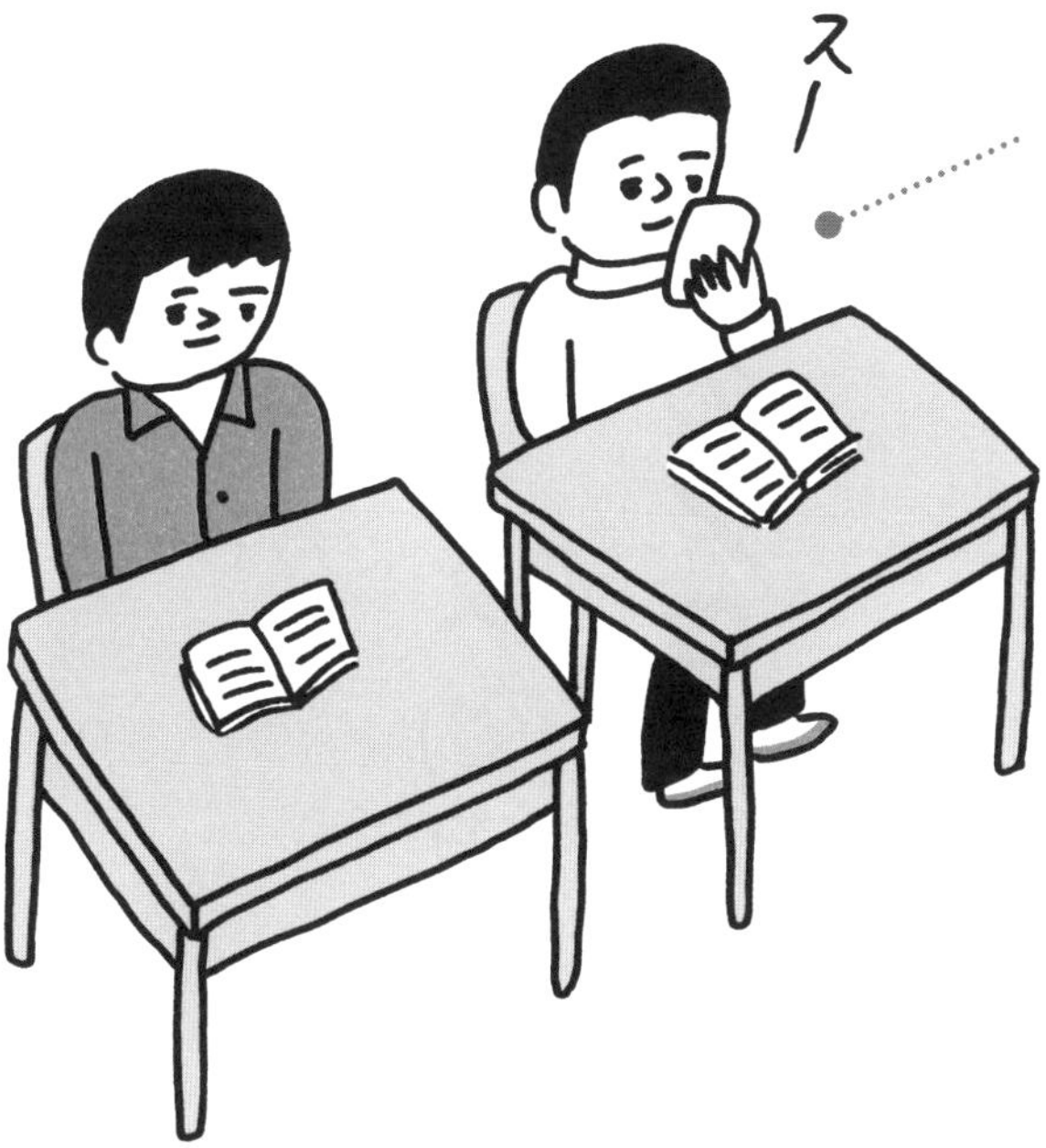

メンタルの乱れも自律神経と密接なかかわりがあります。学期始めや気持ちが乗らないときなど、子どもが不安そうにしているのは、自律神経が乱れているサインかもしれません。そんなとき、気持ちを落ち着けてくれるのは、いつもの家の香り。

子どものハンカチやタオルに、いつも家で使っているアロマオイルを1滴たらして持たせてみて。学校や外で不安な気持ちになったときにハンカチを鼻に近づけて深呼吸をしてみるように伝えましょう。香りは交感神経の働きを抑え、精神的にも身体的にもリラックスさせてくれる効果があるので、気持ちが落ち着き、安心することができるでしょう。

※精油をたらした部分が直接肌にふれないように注意。外出先で香りをかぐときは、周りの人に配慮が大切なことも伝えておきましょう。

アロマ

リラックス効果絶大のアロマバス

こんないいことが！

1 疲れやストレスが緩和

2 胃腸トラブルが改善される

アロマバスの方法

植物油（ホホバオイルなど）小さじ1〜2杯に精油を1〜2滴まぜてバスオイルを作り、入浴する直前に入れてよくかきまぜてから入る。

※ 精油はお湯にとけないので、そのまま浴槽に入れるのは厳禁です。精油の原液が肌にふれて、赤みやかゆみなど肌トラブルを起こす恐れがあります。かならず植物油や乳化剤（手作りコスメ用のもの）で希釈してから使います。

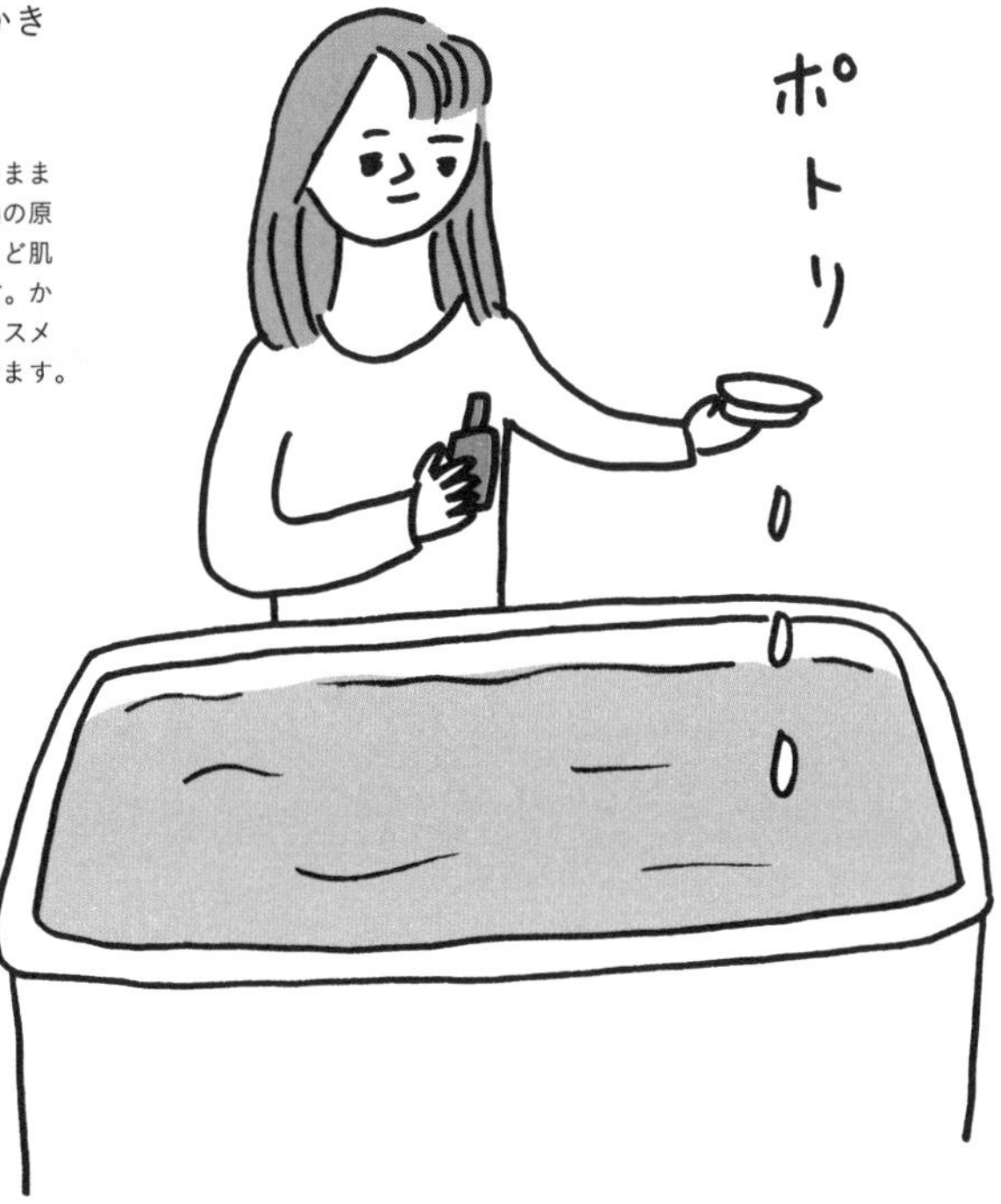

アロマオイルで入浴用のバスオイルを作り、アロマバスを楽しむことも自律神経のバランスを整えるのに効果的です。香りによるリラックス効果と温浴効果の相乗効果で、副交感神経が優位になります。心身ともに緊張がほぐれ、疲れやストレスが緩和したり、夜ぐっすり眠れるようになったり、胃腸のトラブルを改善したりと、心と体、両方のケアに役立ちます。

また、入浴できないときでも手軽に行える「手浴」や「足浴」も子どもにもおすすめ。勉強したくない、出かけたくないなど、何か嫌がるときや、不安を感じているときの元気づけにも一役買ってくれます。

12

アロマ

寝つけない夜にはアロマティッシュを枕元に

こんないいことが！

1 入眠しやすくなる

2 手軽にできる

寝つけない夜の快眠習慣

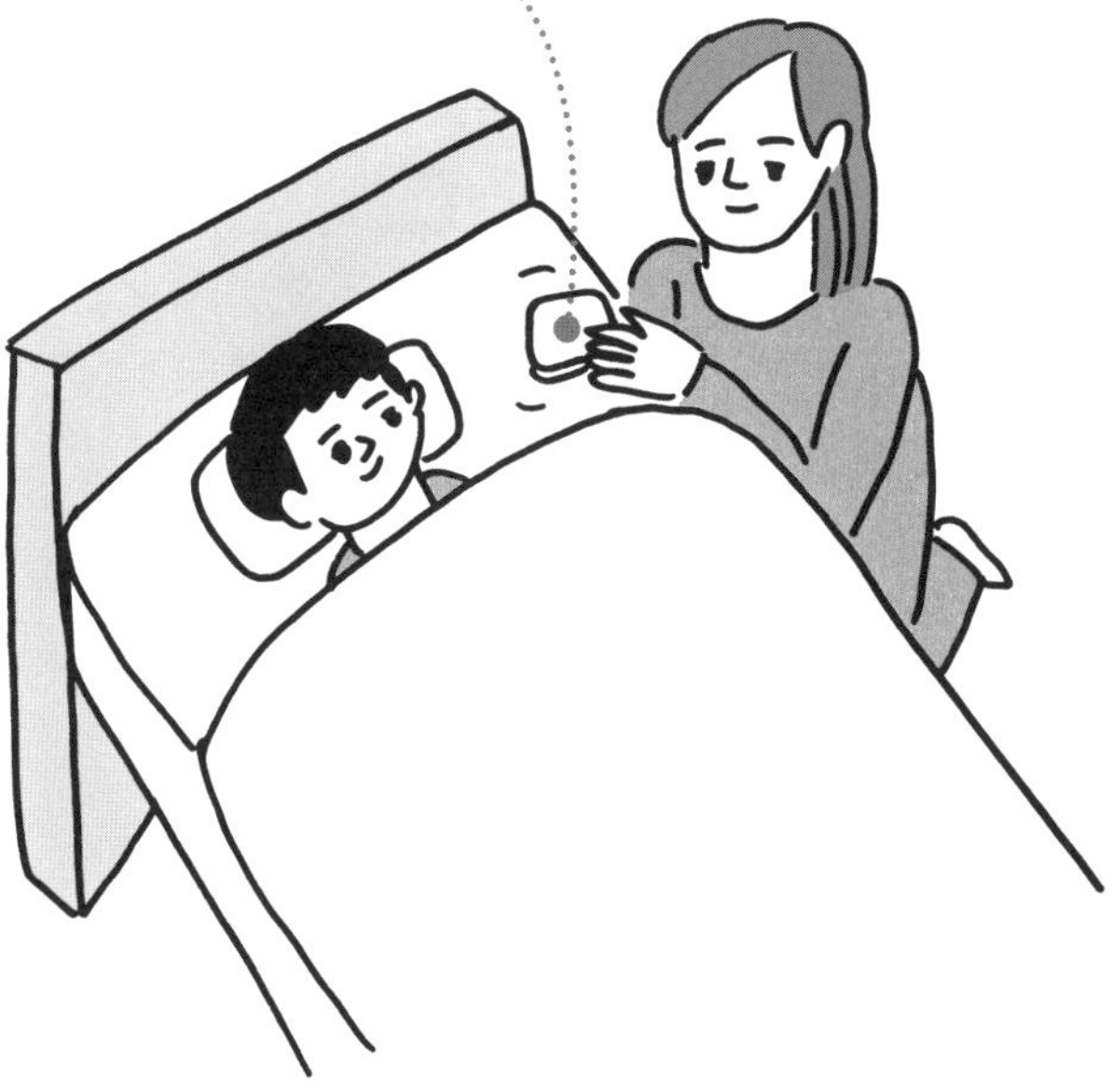
ラベンダーなど
リラックス効果の
あるものがおすすめ

夜、子どもがなかなか寝つけないときにおすすめなのが、枕元でほのかにアロマオイルを香らせること。アロマディフューザーなどを使う方法もありますが、部屋の広さによっては、香りが強すぎてしまうことも。そこで、ティッシュに好みの精油を1～2滴たらして、子どものベッドサイド（枕の下など）においてみてください。リラックスして副交感神経が優位になり、スムーズに寝つくことができます。朝、ティッシュを捨てるだけなので、片づけもラクチン。

強すぎる香りは、逆に脳を覚醒させてしまうので、ほのかに香る程度にしておくのがポイント。

177ページのアロマスプレーを作って、枕元にひと吹きしてあげてもいいでしょう。

アロマ（香り）で自律神経が整うメカニズムとは？

香りは鼻から脳へ

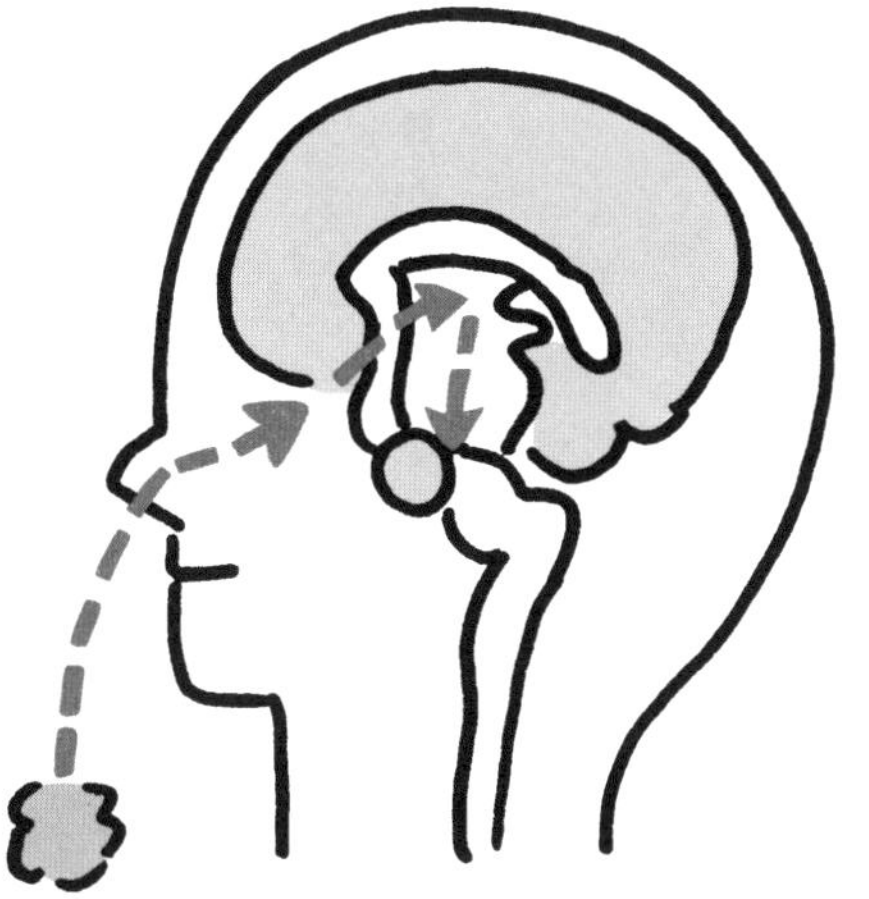

鼻から入ったアロマの香り成分は、鼻の奥にあるセンサーでにおいとして検知され、電気信号におきかえられて脳に伝わります。このとき最初に伝わる脳の部分が「大脳辺縁系」というところです。大脳辺縁系は、喜怒哀楽の感情や、食欲や性欲といった本能的行動、そして記憶などを担っています。そして、大脳辺縁系に伝わった香りの情報は、自律神経を司る視床下部というところにも伝わり、自律神経に働きかけます。

さらに、この視床下部は、ホルモンの分泌や免疫機能にもかかわっているため、香りによってホルモンバランスを整えたり、免疫力を高めたりする作用が期待できます。

このように、香りは脳に直接作用して、自律神経をはじめ、心や体によい影響を与えるのです。

子どもといっしょにアロマを使うときの注意点は？

① 子どもが好きな香りを

大切なのは、子どもの好きな香りを選ぶこと。香りの好みは人それぞれで、苦手な香りはかえってストレスになり、自律神経にも悪影響となってしまいます。また、同じ種類の香りでも、その日の体調や気分などによって香りの感じ方は変わります。効能にとらわれず、お子さんが好む香りを使うようにしましょう。

② 刺激の強い精油は量や使い方に気をつけて

精油の中には刺激の強いものがあります。ユーカリ・グロブルス、ローズマリー・カンファー、スパイス系（シナモン、クローブなど）の精油は、使用量や使い方に十分注意します（できれば子どもには使わないほうが無難）。

③ 大人の使用量の10分の1から始めて

成長過程の子どもの嗅覚は大人よりも繊細で、精油の影響も受けやすくなっています。精油の使用量は、大人の使用量の10分の1程度から始め、多くても2分の1の程度とし、使用にあたっては十分に注意を払いましょう。まずは、勉強の前だけ、寝る前だけに使用するなど、時間を限定して様子を見ながらアロマをとり入れるのがおすすめです。

④ 安全に配慮して

アロマディフューザーを使用する際は、火や熱を使わないものを選びましょう。また、精油は子どもの手の届かないところに保管しましょう。

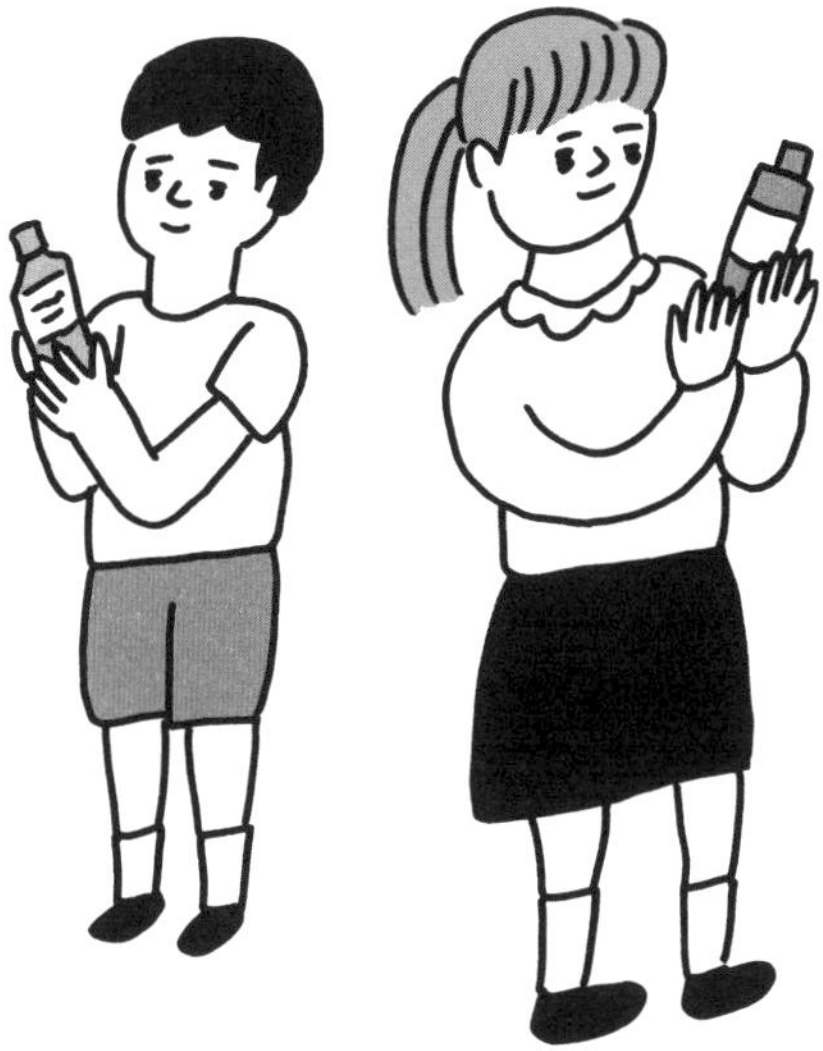

子どもにおすすめのアロマオイル一覧

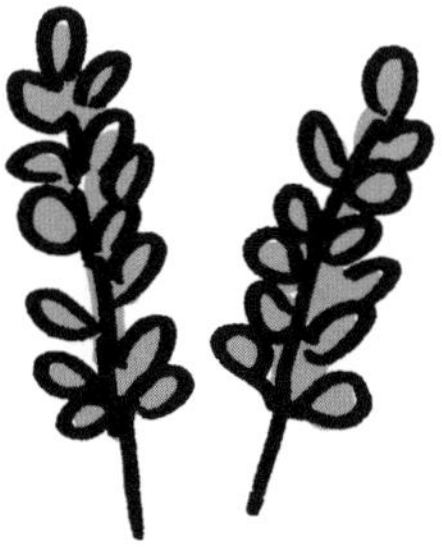

真正ラベンダー

やさしいフローラル調の香りで、刺激が少なく（正しく使えば）子どもにも安心。副交感神経に影響を与えて心身をリラックスさせることや、睡眠を助けることが実験（＊）で確認されているので、緊張やストレスの緩和、不眠の改善に役立ちます。

＊大人を対象にした実験です。

カモミール・ローマン

ほのかに青りんごのような香りを含んだ、甘くフルーティな香り。鎮静、鎮痛の働きを持ち、作用も穏やかなことから、子どものケアによく使われる精油のひとつ。イライラ、不安の解消をはじめ、寝つきをよくしたり、かんしゃくを起こしているときに助けになったりしてくれます。ストレスからくる胃腸のトラブル（消化不良、吐きけ、便秘、下痢など）にも有効。

マンダリン

子どもが好む甘いかんきつ系の香り（みかんに近い香り）で、作用も穏やか。子どもに安心して使えることから、フランスでは「子どものための精油」と呼ばれることも。リラックス効果が高く、心を落ち着かせるので、イライラや不安感をやわらげたり、寝つけないときに助けとなってくれます。カモミール・ローマンと同じく、ストレスからくる胃腸のトラブルにも有効。

※マンダリンのほか、オレンジ・スイートにも似たような効能が期待できます。マンダリンよりやや酸味があるので、香りの好みで選んでください。

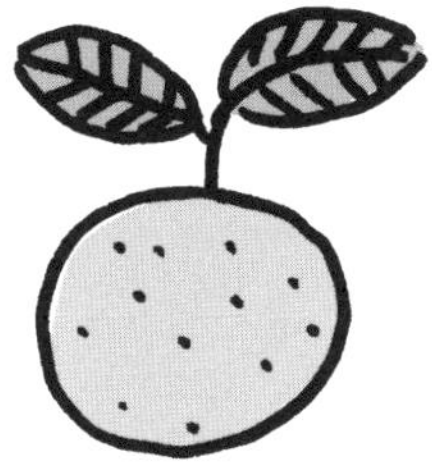

グレープフルーツ

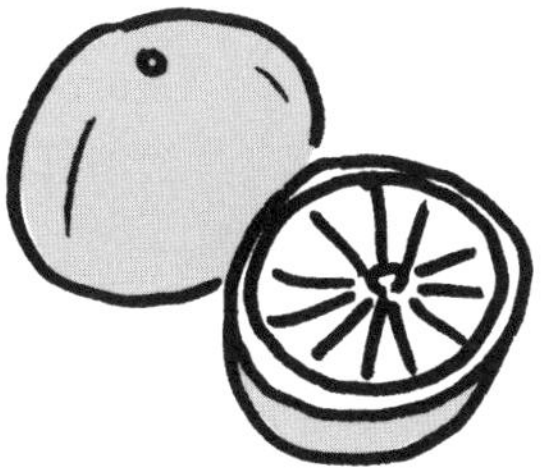

グレープフルーツそのもののさわやかな香りで、リフレッシュ効果が高いです。気持ちを明るくし、元気を回復させてくれます。交感神経の活動を高めることが実験（＊）で確認されているので、やる気アップ、だるさの解消などが期待でき、朝〜昼間の活動タイムに向きます。

＊大人を対象にした実験です。

ペパーミント

メントールのスーッとした爽快感ある香りで、脳に刺激を与えて、リフレッシュ効果が抜群。眠けを覚まして頭をクリアにする働きが期待できるため、勉強に集中できないときや、目覚めが悪いとき、乗り物酔いなどにおすすめです。「集中している」「頭がスッキリ」「元気がある」など、小学生の気分に好影響を与え、計算ミスが減少するといった実験結果も報告されています。

※ただし、ペパーミントは少量でも強く香り、肌や粘膜に刺激を与える場合もあるため、使用方法は芳香浴（ディフューザーなどで香りをかいで楽しむ方法）だけにとどめるのが無難。滴数も少なめにします。

いいこと習慣
コラム⑤

ゲームは交感神経を刺激しっぱなしに！
疲れた目は蒸しタオルでケアして

現代の子どもの遊びはゲームやタブレットと切り離せないもの。ただ、ゲームや動画は大人の想像以上に子どもの目を酷使しています。次から次へ動く映像を追うことで、目の周りの筋肉が緊張し続け、交感神経が働きっぱなしの状態に。自律神経のバランスが乱れ、頭痛や不眠、イライラなどの症状を引き起こします。

ゲームを長時間やってしまったときは、蒸しタオルで目をケアして、筋肉の緊張をほぐしてあげましょう。こうすることで、副交感神経の働きが優位となり、リラックスモードになれます。

また、「上見て、下見て、右見て、左見て」と上下左右に目を動かすこともおすすめ。これも、目の周りの筋肉をほぐしてくれます。

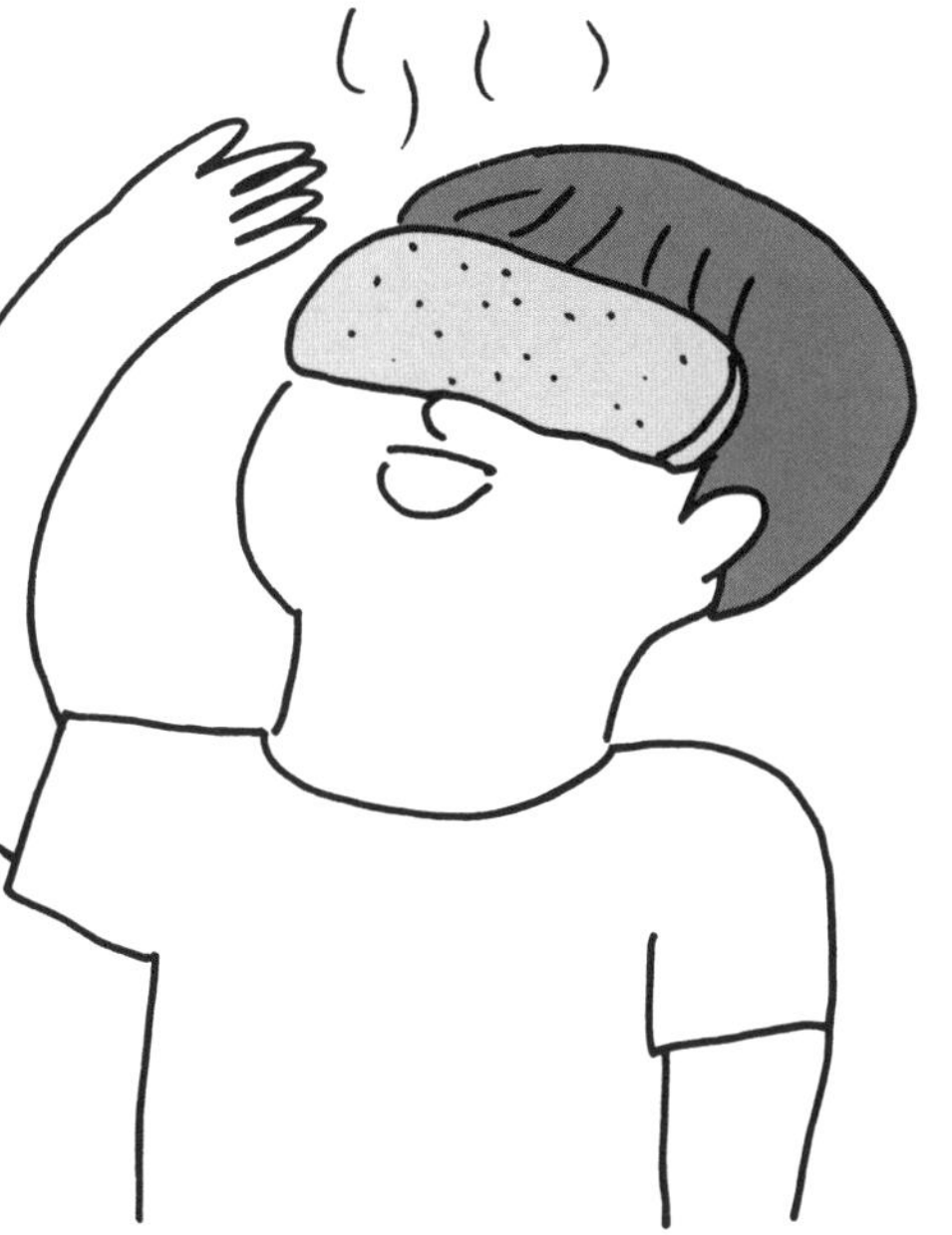

蒸しタオルの作り方

① ぬらしたタオルを水滴が出なくなるくらいまでしぼり、ジッパーつきの保存袋に入れます。このとき、電子レンジ内での破裂を防ぐため、ジッパーの口は少し開けておきましょう。

② 600Wの電子レンジで30〜40秒あたためます。レンジから出したては熱いので、少し冷ましてから目の上にのせ、冷めるままその状態をキープ。

※鼻の穴に蒸しタオルがかからないよう注意しましょう。

STAFF

表紙イラスト　Noritake
本文イラスト　花くまゆうさく
ブックデザイン　坂田佐武郎、桶川真由子（Neki inc.）
構成・文　浦上藍子、本間 綾
編集　金澤友絵
編集デスク　黒部幹子（主婦の友社）

子《こ》どもにいいこと大全《たいぜん》

令和2年8月31日　第1刷発行
令和5年10月31日　第8刷発行

編者　主婦の友社
発行者　平野健一
発行所　株式会社主婦の友社
〒141-0021　東京都品川区
上大崎3-1-1 目黒セントラルスクエア
電話03-5280-7537
（内容・不良品等のお問い合わせ）
049-259-1236（販売）
印刷所　大日本印刷株式会社

Printed in Japan　ISBN978-4-07-444234-8

■本のご注文は、お近くの書店または主婦の友社コールセンター（電話0120-916-892）まで。
＊お問い合わせ受付時間
月～金（祝日を除く）　10:00～16:00
＊個人のお客さまからのよくある質問のご案内
https://shufunotomo.co.jp/faq/

監修（p.12～95）

成田奈緒子
（小児科医・発達脳科学者）

小児科医、発達脳科学者、文教大学教育学部教授。「子育て科学アクシス」代表。神戸大学医学部卒。『子どもが幸せになる「正しい睡眠」』（産業編集センター）、『早起きリズムで脳を育てる』（芽ばえ社）など生活リズムや脳育ての著書多数。

監修（p.96～175、190～191）

石原新菜
（内科医・イシハラクリニック副院長）

イシハラクリニック副院長。漢方医療、自然療法などにより、治療にあたる。わかりやすい医学解説に定評があり、テレビなどのメディアで活躍中。東洋医学にもくわしく、冷えやしょうがに関する著書多数。2児の母。

アロマセラピーアドバイス（p.176～189）

小田ゆき（アロマセラピスト）

アロマセラピーやメディカルハーブを学び、「アロマで暮らしをもっと“ステキ”に」がコンセプトのWebマガジン「AROMA LIFESTYLE」を主宰。アロマを楽しむアイデアや心地よい毎日を過ごすための情報を発信中。1児の母。